Impressum

© 2024 Helge Winckler , nähere Informationen unter
www.hp-winckler.de
E-mail: kontakt@hp-winckler.de

Illustrationen von Lucas Stasiński
ISBN: 9798870873862
Auflage 1

Disclaimer/Haftungsausschluss

Li Shi Zhen

濒湖脉学

Bīn Hú Mài Xúe

Die Lehren des Pulses
vom Ufer des Sees

Aus dem Chinesischen übersetzt
von Helge Winckler

Mit Bildern von Lucas Stasiński

INHALTSVERZEICHNIS

1	Einleitung
4	Vorwort von Udo Lorenzen
9	Zum Werk
11	Die Namen der Pulse

Teil 1 : Die Sieben-Silben-Gedichte

16	Der oberflächlich-treibende Puls
24	Der versunkene Puls
32	Der langsame Puls
40	Der schnelle Puls
48	Der feucht-gleitende Puls
54	Der raue Puls
60	Der leere Puls
66	Der volle Puls
74	Der lange Puls
80	Der kurze Puls
86	Der überflutende Puls
94	Der zarte Puls
100	Der straffe Puls
106	Der entspannte Puls
112	Der Frühlingszwiebelhalm-Puls
120	Der saitenförmige Puls
128	Der lederne Puls
132	Der gebundene Puls
138	Der Nieselregen-Puls
146	Der schwache Puls
152	Der zerstreute Puls
160	Der feine Puls
166	Der verborgene Puls
172	Der aufgewühlte Puls
178	Der drängende Puls
184	Der knotige Puls
190	Der periodische Puls
197	Anmerkungen zum ersten Teil

Teil 2 : Die Vier-Silben-Gedichte

214   Einleitung

216   Die Meridiane und das Qi
222   Körperregionen und Diagnostik
230   Die fünf Organe und der normale Puls
236   Grundlegendes zur
         Pulsdifferenzierung
242   Die Formen und Muster aller Pulse
252   Die wichtigsten Erkrankungen zu
         allen Pulsen
264   Pulsbilder zu verschiedensten
         Erkrankungen
288   Die Pulse von Frauen und Kindern
294   Methodik zur Untersuchung der Acht
         Außerordentlichen Gefäße
300   Die wahren Erschöpfungspulse der
         Zang

305   Anmerkungen zum zweiten Teil

Teil 3: Ergänzung

329   Einleitung

         Die zehn außergewöhnlichen Pulse

331   Der pickende Puls
332   Der Puls des undichten Daches
334   Der geschnippte-Kiesel Puls
335   Der Puls des brodelnden Kessels
336   Der Puls der schwimmenden Garnele
337   Der Puls des gelösten Seils
339   Der Puls des schwebenden Fisches
341   Der Sichel-förmige Puls
343   Der durcheinander rollende Erbsen P.
344   Der wilde Sesam Puls

346   Anmerkungen zum dritten Teil

EINLEITUNG

Die Idee, das *Bin Hu Mai Xue* ins Deutsche zu übersetzen, kam mir beim Unterrichten im Jahr 2022. Ich arbeitete bis zu diesem Zeitpunkt selbst mit der englischen Übersetzung *The Lakeside Master's Study of the Pulse* von Bob Flaws. Jedoch, so stellte sich heraus, sind nicht alle Studenten der Chinesischen Medizin des Englischen ausreichend mächtig. Ich fand bald heraus, dass es keine deutsche Übersetzung gab. So machte ich mich selbst an die Arbeit.

Ein Werk wie dieses zu Übersetzen bietet seine ganz eigenen Herausforderungen.

Es ist ein klinisches Fachbuch auf der einen und ein poetisches Kunstwerk auf der anderen Seite. Dies dient dazu, dem Studenten das Erlernen des Inhaltes durch die Reimstruktur zu erleichtern.

Es trifft sich, dass die Poesie eine meiner Leidenschaften ist. Ich habe schon in der Schule insbesondere Heine gelesen und seit dieser Zeit selbst Gedichte und Lieder verfasst.

Das altertümliche Chinesisch ist eine weitere Hürde gewesen.

Ich möchte betonen, dass diese Übersetzung das Werk eines praktischen chinesischen Mediziners ist, und nicht das eines Sinologen.

Ich habe Zeichen für Zeichen übersetzt, mit dem oben genannten Werk von Bob Flaws ver- und abgeglichen, und bei offenen Fragen meinen in China lebenden Bruder und seine chinesische Frau zu Rate gezogen. Dies war von unschätzbarem Wert. Im Chinesischen sind häufig mehrere Übersetzungen möglich. Im medizinischen Kontext sind einige wahrscheinlicher als andere, und doch bin ich in manchen Fällen zu anderen Ergebnissen gelangt als der amerikanische Kollege Flaws. Waren mehrere Optionen möglich und wahrscheinlich, so habe ich entweder Fußnoten ergänzt oder einfach sämtliche Möglichkeiten in den Text eingebaut. So kommt es, dass teilweise für vergleichsweise wenig chinesischen Text, viel deutsche Übersetzung heraus gekommen ist. Anstelle des Sieben-Silben-Reime-Schemas, wie Li Shi Zhen es verwendete, habe ich die Übersetzung in einem eher typisch deutschen Versmaß verfasst. Meist sind es Drei- oder Vierzeiler mit umarmenden oder kreuzenden Reimen. Im Zweifel wurde der klinischen Bedeutung der Vorzug vor dem stimmigen Reim gegeben. Es sei für den deutschen Leser noch angemerkt: In Texten dieser Art stehen die Informationen zu einem der Pulse zwar in dem nach ihm benannten Kapitel, jedoch gibt es zusätzlich Querverweise und nützliche Ergänzungen in anderen Kapiteln.
Der Leser muss das Werk also wirklich gründlich

studieren, um wirklich alle Informationen zu bekommen. Fleiß wird hier belohnt.

Ich hoffe, dass alles in allem ein gut lesbares und klinisch nützliches Gesamtwerk entstanden ist, welches die Brücke schlägt zwischen der chinesischen Medizinwissenschaft und der Kunst.

Mein großer Dank gilt natürlich Li Shi Zhen selbst, Bob Flaws, meinem lieben Freund Lucas Stasiński für das Zeichnen der wunderbaren Bilder, Udo Lorenzen für das Verfassen des ausführlichen und historisch wertvollen Vorwortes, meiner gesamten Familie für die Unterstützung und die Zeit und dem höchsten Dao für die Ehre, meinen Lebensunterhalt mit der Chinesischen Medizin bestreiten zu dürfen.

Helge Winckler, Langeln, 2023

VORWORT
von Udo Lorenzen

Wir haben hier eine deutsche Übersetzung des *Bin Hu Mai Xue*, in der medizinische Inhalte aus der klassischen chinesischen Medizin (CM) mit Poesie und Reimen verknüpft werden. Seit dem 11. Jahrhundert gibt es in China Lieder und Gedichte als literarische Darstellung der chinesischen Medizin, die viele Aspekte, besonders aber die Akupunktur und die Pulslehre besingen. Durch Verse und Reime sollten deren Inhalte leichter zu lehren und zu lernen sein, dies geschah aber oft auf Kosten ihrer Tiefgründigkeit.

Das hier übersetzte Buch „Die Pulslehre des Bin Hu" von *Li Shizhen* (1564) ist historisch auf der Grundlage des songzeitlichen Arztes *Cui Xiehua* entstanden (1189). Später ist es vom konfuzianischen Arzt *Dai Dongfu* aus der Yuan-Dynastie korrigiert und erweitert worden. *Li Shizhen's* Ambitionen, ein Pulsbuch herauszubringen, mag an seiner gescheiterten Beamtenkarriere und an den Vorarbeiten seines Vaters liegen, der seinerzeit ein bekannter Arzt war und bereits über die Pulsdiagnostik geschrieben hatte. Im Vorwort des *Bin Hu Mai Xue* finden wir:

„*Li Shizhen* sagt: „In der Song-Dynastie gab es Laien, die Pulsreime erfanden, die oberflächlich und fehlerhaft waren. Studierende der Medizin übten sich darin, sie laut vorzutragen und hielten sie für wirkungsvoll. So glaubten sie, ein hohes Niveau zu erreichen und verbreiteten schließlich die Pulslehre in Versen. Am Ende gab es viele Fehler und Unklarheiten darin. *Dai Dongfu* versuchte später, die Fehler zu korrigieren. Er studierte zunächst das Werk "Die vier diagnostischen Methoden" in acht Bänden von *Yuechi Weng* und erklärte die schwer verständlichen Passagen im *Mai Jue*. Auf dieser Grundlage schrieb er dann das *Mai Jue Kan Wu* (Korrektur der Fehler im *Mai Jue*) und übertraf damit das Buch vom Autor *Cui Xiehua*. So entstand ein Handbuch zum Üben der Pulslehre."

Li Shizhen (1518-1593) stammte aus einer Familie hervorragender Ärzte. Sein Vater *Li Yanwen* war als Heilkundiger berühmt wegen seiner außergewöhnlichen Behandlungserfolge und als Autor bekannt für seine Bücher „Eine Monographie über den Ginseng", „Über die Pulsdiagnose" und „Die Behandlung von Hauterkrankungen mit Ausschlägen". Sein Großvater war noch ein Schellenarzt (*Ling Yi*), der von Dorf zu Dorf zog und seine Behandlungen anbot.

In solch einer Familie aufwachsend, dazu als Kind häufig geschwächt und durch Krankheiten gezeichnet, war *Li Shizhen* zwangsläufig am Medizinischen interessiert und bekam schon frühzeitig ein profundes

Wissen über die traditionelle Medizin.

Sein Vater *Li Yanwen*, der nur ein untergeordnetes Amt im damaligen kaiserlichen Medizinbüro innehatte, drängte seinen Sohn, die alten konfuzianischen Klassiker zu studieren, um in der Verwaltung einen höheren Beamtenposten zu erhalten. Denn in der Ming-Zeit war das Ansehen des ärztlichen Berufes im Vergleich zum Beamten geringer, sein Status niedriger und das Einkommen schlecht.

Li Shizhen bestand zwar die Aufnahmeprüfung in der örtlichen Medizinschule, fiel dann aber durch alle weiteren Prüfungen und zeigte so der Schule und seiner Familie, dass er an einem höheren Beamtenposten kein Interesse hatte. *Li Shizhen* schrieb viele Bücher über Medizin, aber die meisten sind verlorengegangen. Nur diese drei Werke sind uns erhalten geblieben:

- *Ben Cao Gang Mu* („Kompendium der chinesischen Materia Medica")

- *Bin Hu Mai Xu* („Die Pulslehre des Bin Hu")

- *Qi Jing Ba Mai Kao* („Untersuchungen der acht Gefäße")

Seine Pulslehre dient auch heute noch in China als Grundlagenwerk und als Einstieg zum Erlernen der Pulsdiagnose in der modernen traditionellen chinesischen Medizin (TCM). Auch wird berichtet, dass *Li Shizhen* eine Reihe von Gedichten geschrieben hat. Einige davon sollen im *Ben Cao Gang Mu* enthalten sein.

Die deutsche Übersetzung des *Bin Hu Mai Xue* von Helge Winckler ist ein kleines Juwel für Interessierte der klassischen chinesischen Medizin-Literatur. Im 1. Teil werden alle 27 Pulse bildhaft beschrieben, ihre Bedeutung für die Diagnose erklärt und die Krankheitsbilder, wenn sie auf den sechs Pulspostionen (*Cun Kou*) erscheinen, differenziert. Im zweiten Teil sind die 13 Vier-Silben-Gedichte übersetzt. Deren Inhalte umfassen die Meridiane und das Qi, Körperregionen und Diagnostik, die fünf Organe und der normale Puls, Grundlegendes zur Pulsdifferenzierung, die Formen und Muster aller Pulse, die wichtigsten Erkrankungen zu allen Pulsen, Pulsbilder zu verschiedensten Erkrankungen, die Pulse von Frauen und Kindern, Methodik zur Untersuchung der acht außerordentlichen Gefäße und die wahren Erschöpfungspulse der Zang. Der 3. Teil ergänzt die zehn außergewöhnlichen Pulse, sodass alle Aspekte der traditionellen Pulsdiagnostik am Handgelenk umfassend erklärt werden.

Für Sinologen sind zu allen Teilen des Textes die chinesischen Kurzzeichen vorangestellt, wobei die übersetzten Inhalte in Versform verfasst wurden, um dem chinesischen Original zu entsprechen. Die Übersetzung der „Pulslehre des Bin Hu" ist dabei nicht nur für Sinologen interessant, sondern als Praktiker der chinesischen Medizin hat der Autor Helge Winckler auch die diagnostische Praxis im Fokus. Mit Grafiken von Lucas Stasiński zu jedem Pulsbild wird auch eine andere Wahrnehmung der Pulsqualitäten gefördert und unterstützt die bildhafte Beschreibung der Pulse.

Der Wert eines Medizinbuches zeigt sich in seiner Anwendung für die Praxis. Ich bilde seit über 30 Jahren in der klassischen chinesischen Medizin aus und setze einen besonderen Fokus auf die Pulsdiagnose. Für alle Heilkundigen, deren Beruf auch Berufung ist, sollte die Pulsdiagnose ihren angestammten Platz im diagnostischen Spektrum der CM erhalten. Möge das Buch „Die Lehren des Pulses vom Ufer des Sees" von Helge Winckler für die Berufenen der Heilkunst eine wertvolle Unterstützung sein, um dem Ziel eines überragenden Therapeuten (*Shen Yi*) näher zu kommen!

Udo Lorenzen,
im Februar 2024

ZUM WERK

Das *Bin Hu Mai Xue* ist eines von den drei Werken, welche uns von Li Shi Zhen bis zum heutigen Tage erhalten geblieben sind.
Das vorliegende Werk stammt aus dem Jahr 1564 n. Ch.. Shizhen war demnach etwa 45 Jahre alt, als er es verfasste. Schon Li Shi Zhen's Vater, Li Yan Wen, war ein angesehener Arzt und hatte neben anderen Schriften auch selbst eine Abhandlung zur Pulsdiagnostik verfasst.
Der ursprünglich erste, in diesem Buch der zweite Teil des *Bin Hu Mai Xue*, die sogenannten Vier-Silben-Gedichte, basiert auf einer klassischen Schrift, dem *Si Yan Ju Yao* (Gesammelte Essenz in Vier Silben) von *Cui Jia Yan* aus dem Jahre 479 n. Ch..
Diese wurden von Li Yan Wen überarbeitet und neu editiert.
Der zweite Teil des *Bin Hu Mai Xue*, die Sieben-Silben-Gedichte, wurde von Li Shi Zhen selbst verfasst und fasst viele Aspekte des ersten Teils innerhalb von 27 Pulsbildern bündig zusammen.

Der Inhalt der o.g. Beschreibung der Historie ist aus der Übersetzung von Bob Flaws übernommen, weicht jedoch von der des Medizinhistorikers Udo Lorenzen im Vorwort verfassten Darstellung ab.

Da ich mir in dieser Sache kein Urteil erlauben kann, stelle ich, hiermit entsprechend kommentiert, beide Sichtweisen dar.

DIE NAMEN DER PULSE

Zu der Übersetzung der Puls-Namen möchte ich noch etwas anfügen. Es gibt durch die mittlerweile reichlich vorhandene Literatur bereits einige etablierte Übersetzungen der Puls-Namen, wie zum Beispiel der Name *"schlüpfriger Puls"* für den, welchen ich als *"feucht-gleitender Puls"* übersetzt habe.

Ich habe lange mit mir gerungen, ob ich einfach die etablierten Namen verwenden sollte, um es für den Leser leichter verständlich zu machen. Auch Vergleiche mit anderen Übersetzungen wären dann einfacher möglich. Ein Gespräch mit Schülern von mir brachte schließlich den Ausschlag.

Die gängigen Übersetzungen sind zwar meist kurz und bündig, und daher praktisch im Gespräch oder zum Notieren. Sie sind jedoch, betrachtet man die verwendeten Zeichen des Chinesischen etwas eingehender und die mannigfaltigen Bedeutungen etwas ausführlicher, häufig zu einseitig und unvollständig in ihrer Interpretation. Ich habe mich daher entschieden, die Namen so umfassend und beschreibend wie möglich zu übersetzen, damit der Leser eine möglichst genaue Vorstellung davon bekommt, wie sich der Puls unter den Fingern anfühlt. So sind Übersetzungen wie *"Nieselregen-Puls"* oder *"feucht-gleitender Puls"* entstanden.

(Im Gegensatz zu *"sanfter Puls"* oder *"schlüpfriger Puls"* in anderer Literatur.)
Zu Beginn jedes Puls-Kapitels gebe ich einige mir bekannten Namensübersetzungen aus anderer Literatur an, um Vergleiche und klinischen Austausch zu erleichtern.

Auch werden im Text, um Verwirrung vorzubeugen, alle Adjektive, welche als Puls-Namen zu verstehen sind, *kursiv* geschrieben.

TEIL 1

DIE SIEBEN-SILBEN-GEDICHTE

脉学七言诀

Die Pulslehre in Reimen von sieben Silben

von
Li Shi Zhen

DER OBERFLÄCHLICH-TREIBENDE PULS

FÚ MÀI – 浮 脉

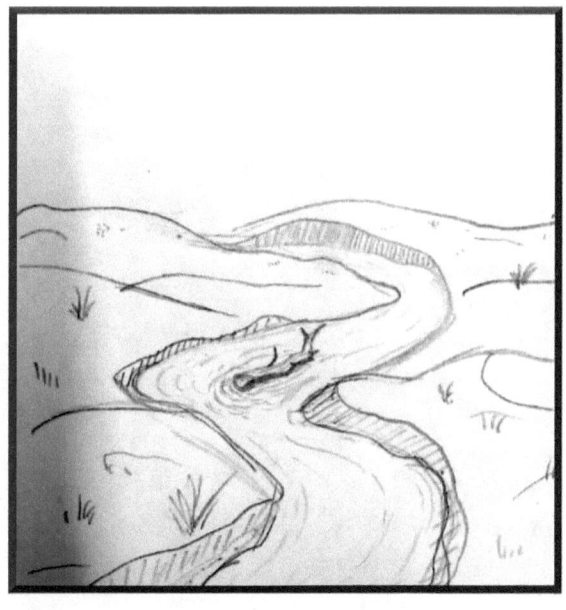

alternative Namen in der Fachliteratur: - oberflächlicher Puls

体状诗

浮脉惟从肉上行

如循榆荚似毛轻

三秋得令知无恙

久病逢之却可惊

相类诗

浮如木在水中浮

浮大中空乃是芤

拍拍而浮是洪脉

来时虽盛去悠悠

Gedicht der Form

Diesen Puls erspüren wir
nur oberhalb des Fleisches,
wie die Flügelnuss der Ulme,
und so leicht, so wie ein Haar.
In drei Monaten des Herbstes,
zeigt uns dieser gute Kraft,
Jedoch in lang bestehender Pein,
erschrickt uns sein erscheinen.

Gedicht der Ähnlichkeiten

Oberflächlich und *treibend* heisst,
wie Holz auf dem Wasser schwimmend,
oberflächlich treibend und groß,
in der Mitte jedoch leer,
dieser Puls heisst
Frühlingszwiebelhalm.

Kraftvoll schlagend, mächtig schlagend,
oberflächlich treibend noch,
diesen nennt man *Überflutend,*
da er kraftvoll kommt
und sich weit erstreckt.

浮脉轻平似捻葱

虚来迟大豁然空

浮而柔细方为濡

散似杨花无定踪

Der oberflächlich-treibende Puls
ist leicht und flach,
wie Lauch,
mit den Fingern zerdrückt.

Der *leere* Puls kommt langsam,
erhebt sich bald zur Größe,
und fällt dann jäh in sich zusammen.

Oberflächlich-treibend,
fein, dazu noch weich,
erscheint der *Nieselregen*-Puls.

Der *zerstreute* Puls,
Pappelblüten-gleich,
ohne klare Spur.

主病诗

浮脉为阳表病居

迟风数热紧寒拘

浮而有力多风热

无力而浮是血虚

寸浮头痛眩生风

或有风痰聚在胸

关上土衰兼木旺

尺中溲便不流通

Gedicht der wichtigsten Erkrankungen

Der oberflächlich-treibende Puls,
zeigt die Krankheit des Yang,
an der Oberfläche,
an der Außenseite an.

Ist er träge, zeigt er Wind,
Ist er schnell, zeigt er Hitze,
ist er straff, zeigt er Kälte,
ohne Fehler, ganz bestimmt.

Oberflächlich-treibend, stark,
Wind und Hitze, wild und warm,
oberflächlich-treibend, schwach,
das Blut ist leer, so wenig, ach.

Oberflächlich-treibend am Cun,
der Kopf, der schmerzt,
es schwindelt und schwirrt,
der Wind dringt ein, in uns.
Oder aber Wind und Schleim,
verstopfen uns die Brust.

An der Guan ist er zu tasten,
wenn die Erde schwach und zart,
und ihr gegenüber stehet
Holz in Fülle, fest und hart.

Wenn an der Chi zu fühlen ist,
der Puls, der oberflächlich treibt,
dann stockt uns jeder Fluss, sodass
Urin und Stuhlgang stecken bleibt.

DER VERSUNKENE PULS

Chén Mài – 沉 脉

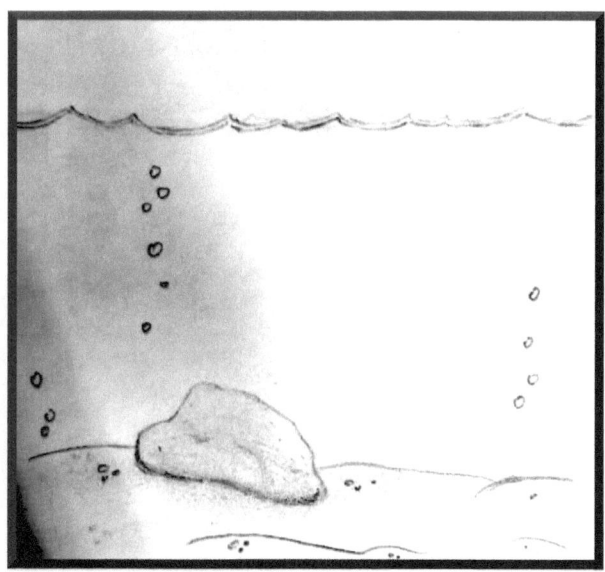

alternative Namen in der Fachliteratur: - tiefer Puls

体状诗

水行润下脉来沉

筋骨之间软滑匀

女子寸兮男子尺

四时如此号为平

Gedicht der Form

So wie das Wasser
geschmeidig in der Tiefe fließt,
so kommt auch jener Puls versunken.

Zwischen den Knochen und den Muskeln,
weich dahin gleitend,
gleichmäßig stark.

Bei der Frau an der Cun,
bei dem Mann an der Chi,
wenn alle Zeichen günstig stehen
mit den Jahreszeiten friedlich gehend.

相类诗

沉帮筋骨自调匀

伏则推筋着骨寻

沉细如绵真弱脉

弦长实大是牢形

Gedicht der Ähnlichkeiten

Der versunkene Puls,
von Knochen und Muskeln,
harmonisch umfasst,
gleichmäßig vereint.

Den *verborgenen* Puls zu erkennen,
wir schieben und drücken die Sehnen,
wir tasten und fühlen den Knochen,
nur dort, da finden wir jenen.

Versunken und fein,
wie ein Faden aus Seide,
dieser Puls,
ist wahrlich *schwach.*

Der saitenförmige Puls,
ist lang, solide, groß,
von kräftiger Gestalt.

主病诗

沉潜水蓄阴经病

数热迟寒滑有痰

无力而沉虚与气

沉而有力积并寒

寸沉痰郁水停胸

关主中寒痛不通

尺部浊遗并泻痢

肾虚腰及下元痛

Gedicht der wichtigsten Erkrankungen

Der *versunkene* Puls,
offenbart verstecktes Wasser,
und die Krankheit,
sie weilt im Yin.

Schnell heißt Hitze,
lahm heißt Kälte,
feucht und gleitend,
Schleim und Nässe.

Fehlt es auch an Kraft,
ist es Leere des Qi.
Ist er kraftvoll zugleich,
Ansammlung und Eis.

An der Cun ist er versunken,
Schleim steckt fest,
Wasser füllt aus
den Brustkorb, ganz tief unten.

An der Guan gefühlt zeigt er,
Kälte der Mitte an,
es schmerzt der Bauch,
der Fluss ist lahm.[1]

Der *versunkene* Puls an der Chi,
zeigt Inkontinenz und Ausfluss,
und Durchfall noch, und Ruhr,
der Rücken und alles darunter[2]
schmerzt, die Nieren sind leer.

DER LANGSAME PULS

Chí Mài – 迟脉

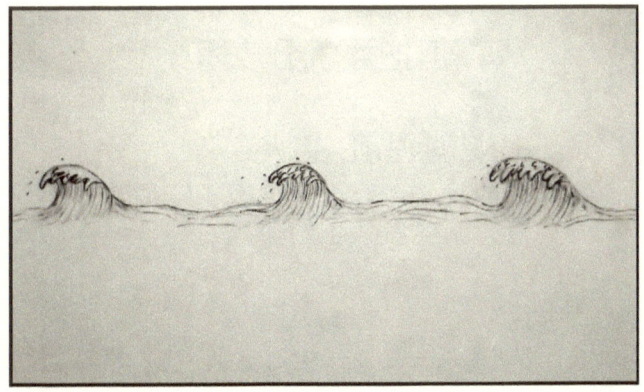

alternative Namen in der Fachliteratur:

- verlangsamter Puls

体状诗

迟来一息至惟三

阳不胜阴气血寒

但把浮沉分表里

消阴须 益火之原

Gedicht der Form

Bei diesem,
dem langsamen Puls,
kommen auf einen Atem-,
drei Schläge des Herzens hinzu,
drei Schläge auf einen Zug.

Das Yang kann das Yin
nun nicht überwinden,
Das Qi und das Blut,
nicht warm,
sondern kalt.

Mit der Bestimmung
der Tiefe des Pulses,
erfassen wir innen und außen.
Um das Yin zu überwinden,
muss ursprüngliches Yang
im Vorteil sein,
zu bestimmen.

相类诗

脉来三至号为迟

小快于迟作缓 持

迟细而难知是涩

浮而迟大以虚推

Gedicht der Ähnlichkeiten

Der Puls,
der in drei Schlägen kommt,
heißt langsam.

Ein wenig schneller
als dieser nun,
wird als *entspannt* erfasst.

Langsam und dünn
und schwer zu erfassen,
mal spürt man ihn und mal nicht,
diesen Puls, man nennt ihn *rau*,
wenn man von ihm spricht.

Oberflächlich treibend,
dazu noch langsam und groß,
den *leeren* Puls, den *leeren*,
diesen erkennen wir so.

主病诗

迟司脏病或多痰

沉痼症痂仔细看

有力而迟为冷痛

迟而无力定虚寒

寸迟必是上焦寒

关主中寒痛不堪

尺是肾虚腰脚重

溲便不禁疝牵丸

Gedicht der wichtigsten Erkrankungen

Der *langsame* Puls verweist
auf Erkrankungen der Zang,[3]
oder aber auf Schleim
im Inneren gefangen.

Versunken noch dazu,
tiefe und chronische Leiden,
schorfig,
schwer zu ergreifen.[4]

Hat der *langsame* Puls auch Kraft,
verursacht Kälte Schmerz,
lässt er diese doch vermissen,
Leere Kälte, wie wir wissen.

An der Cun den Puls gefühlt,
Kälte im oberen Drittel.
an der Guan gespürt verrät,
er schlimmen Schmerz in der Mitte.[5]

An der Chi,
die Nieren sind leer,
Rücken, Beine und Füße sind schwer,
unmöglich zu halten Stuhl und Urin,
Leistenbruch und Hernien,[6]
jetzt ist die Zeit für Medizin.

DER SCHNELLE PULS

Shuò Mài – 数脉

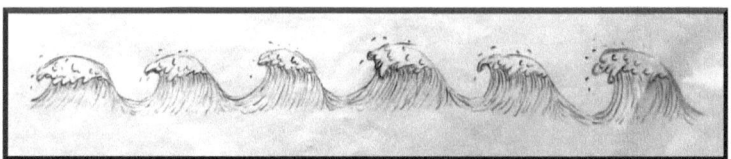

alternative Namen in der Fachliteratur:

- beschleunigter Puls

体状诗

数脉息间常六至

阴微阳盛必狂烦

浮沉表里分虚实

惟有儿童作吉看

Gedicht der Form

Der *schnelle* Puls,
zwischen den Atem-
zügen schlägt er
sechs mal.

Das Yin ist hier schwach,
das Yang steht in Fülle,
der Mensch ist gereizt,
wird unruhig und irre.

Über Tiefe und Höhe,
das Innen und Außen,
erkennen das wahre Bild.
Diesen, den *schnellen* Pulse
als gut, erkennen wir nur
beim Kind.[7]

相类诗

数比平人多一至

紧来如数似弹绳

数而时止名为促

数在关中动脉形

Gedicht der Ähnlichkeiten

Beim *schnellen* Puls
schlägt er immer zu schnell,
immer ein Schlag zu viel,
als wäre normal, für das Spiel.

Der *straffe* Puls,
kommt schnell daher,
wie ein Schlag mit einem Strick.

Schnell, schnell,
dann plötzlich still,
mit Pausen zwischen drin,
dieser Puls,
mit Namen *Drängend*
fällt vor Eile hin.

Der *schnelle* Puls,
nur an der Guan,
wird
aufgewühlt genannt.

主病诗

数脉为阳热可知

只将君相火来医

实宜凉泻虚温补

肺病秋深却畏之

寸数咽喉口舌疮

吐红咳嗽肺生疡

当关胃火并肝火

尺属滋阴降火汤

Gedicht der wichtigsten Erkrankungen

Der schnelle Puls
heißt Hitze und Yang.
Der Arzt sollte nun,
zur Behandlung allein,
zum Herrscher des Feuers kommen.[8]

Fülle ist zu kühlen,
und auszuleiten gar,
Leere ist zu wärmen,
zu nähren, heißt es da.

Ist die Lunge krank im Herbst,
so wiegt dies schwer und dunkel,
Wird dieser Puls sodann gefühlt,
der Arzt lehnt ab, in Furcht.

Am Cun gefühlt, bedeutet dies,
Mund-, Zungen- und Rachengeschwür,
vielleicht auch Gereiztheit und Zorn,
Erbrechen von Blut,
Husten und in
der Lunge Abszesse, verborgen.

An der Guan erscheint der schnelle Puls,
wenn Feuer wütend lodert,
im Magen und in der Leber.
Der wilde Jähzorn brodelt.
An der Chi verweist der Puls
auf Zi Yin Jiang Huo Tang,[9]
und dies verschreibst du dann.

DER FEUCHT-GLEITENDE PULS

Huá Mài – 滑脉

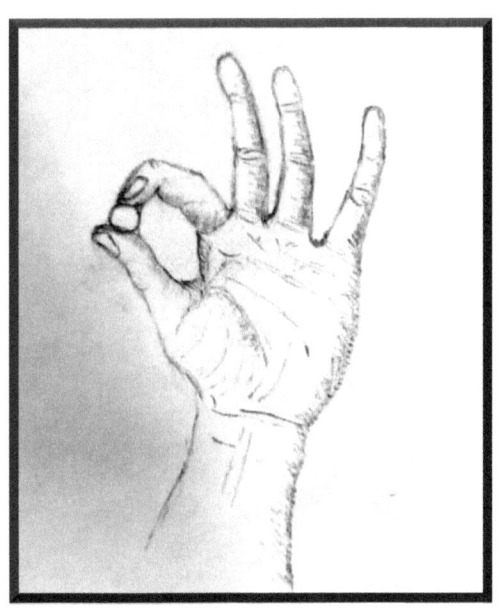

alternative Namen in der Fachliteratur:

- schlüpfriger Puls
- perliger Puls

体状诗

滑脉如珠替替然

往来流利却还前

相类诗

莫将滑数为同类

数脉惟看至数间

Gedicht der Form

Der feucht-gleitende Puls,
ist wie eine Perle,
so wie der Perlfluss,[10]
der gleitet dahin.

Er kommt und er geht,
erst auf und dann ab,
fließende Wellen,
nach vorn, dann zurück.

Gedicht der Ähnlichkeiten

Nimm nicht den
feucht-gleitenden,
und den schnellen
für gleich.
Der *Schnelle* zählt nur die Schläge,
die Form, dieser nicht beschreibt.

主病诗

滑脉为阳元气衰

痰生百病食生灾

上为吐逆下蓄血

女脉调时定有胎

寸滑胭痰生呕吐

吞酸舌强或咳嗽

当关宿食肝脾热

渴痢癫淋看尺部

Das Gedicht der wichtigsten Erkrankungen

Der *feucht-gleitende* Puls beweist,
dass Yang und Yuan-Qi verfallen.
Schleim lässt die hundert Leiden entstehen,
ins Unglück führt das Essen.

Oben erleben wir Erbrechen,
das Qi rebelliert hinauf,
unten bekommen wir Stauung von Blut,
Ansammlungen im Bauch.

Bei einer Frau, deren Puls sonst mit
der Jahreszeit im Einklang steht.
Beweist uns dieser Puls
dass nun, in ihrem Schoß, ein Kindlein
lebt.[11]

An der Cun gefühlt,
bedeutet er, dass Schleim
zu Erbrechen führt,
das Säure im Leibe aufsteigt,
die Zunge ist bockig und steif,
oder das Husten regiert.

An der Guan kündet der Puls
von Nahrung, die lang schon im Körper
weilt,
oder von Hitze in Leber und Milz,
welche es nun zu heilen gilt.

Durst, Wahn und Dysenterie,[12]
und schmerzhaftes Wasserlassen,
hier wirst du den feucht-gleitenden Puls,
an der Chi erfassen.

DER RAUE PULS

Sè Mài – 涩脉

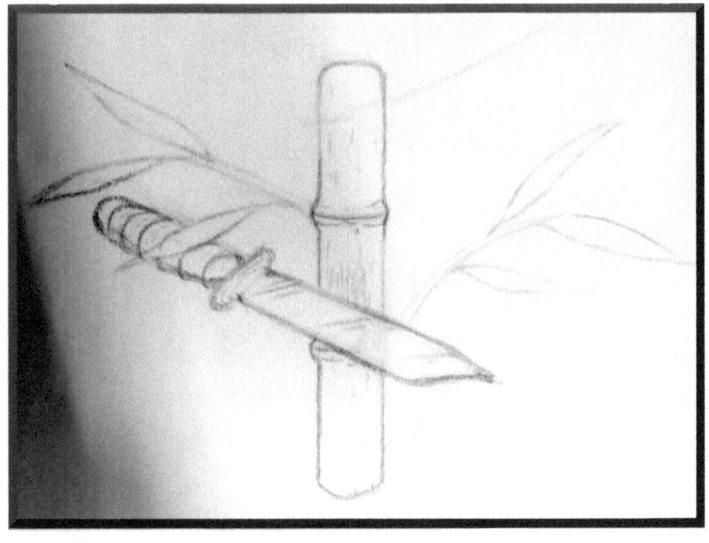

alternative Namen in der Fachliteratur: - zögernder Puls

体状诗

细迟短涩往来难

散止依稀应指间

如雨沾沙容易散

病蚕食叶慢而艰

相类诗

参伍不调名曰涩

轻刀刮竹短而难

微似秒芒微软甚

浮沉不别有无间

Gedicht der Form

Dünn, langsam und kurz,
raues und schweres
kommen und gehen,
zerstreut, unterbrochen,
vage und schwach,
so ist der Puls für die Finger zu sehen.
Wie Regen, der den Sand benetzt,
ganz zart, so leicht zerstreut.
Wie die kranke Raupe, die Blätter frisst,
und schwer und langsam kaut.

Gedicht der Ähnlichkeiten

Uneben, nicht im Einklang,
diesen Puls nennt man *rau*,
Ein leichtes Messer
kratzt über Bambus,
kurz und knapp,
doch schwergängig auch.
Der *zarte* Puls erscheint schnell,
wie chinesisches Silbergrass,
fein, schwach und zart.
Oberflächlich oder versunken,
ist hier nicht zu unterscheiden,
nicht unterbrochen, in sich verbunden.

主病诗

涩缘血少或伤精

反胃亡阳汗雨淋

寒湿入营为血痹

女人非孕即无经

寸涩心虚痛对胸

胃虚胁胀查关中

尺为精血俱伤候

肠结溲淋或下红

Das Gedicht der wichtigsten Erkrankungen

Der *raue* Puls
weist auf Leere des Blutes,
oder Verletzung des Jing.
Rebellierender Magen,
verschwinden des Yin,[13]
tropfender Schweiß,
schmerzender Harn.

Kälte und Nässe erobern das Ying,
Bi entsteht im Blut.[14]
Frauen werden nicht schwanger,
der Blutfluss ist nicht gut.[15]

Ist der Puls nun rau an der Cun,
meint dies ein leeres Herz,
leer von Blut, vielleicht von Yin,
der Brustkorb erfüllt von Schmerz.
Der Magen leer, die Seiten gespannt, [16]
hier spüren wir, es rau an der Guan.

Ist der Puls nun rau an der Chi,
ist Blut und Jing schwer verletzt,
verknotet der Darm, schmerzhaft der Harn,
Ausscheidung mit Blut versetzt.

DER LEERE PULS

Xū Mài – 虚脉

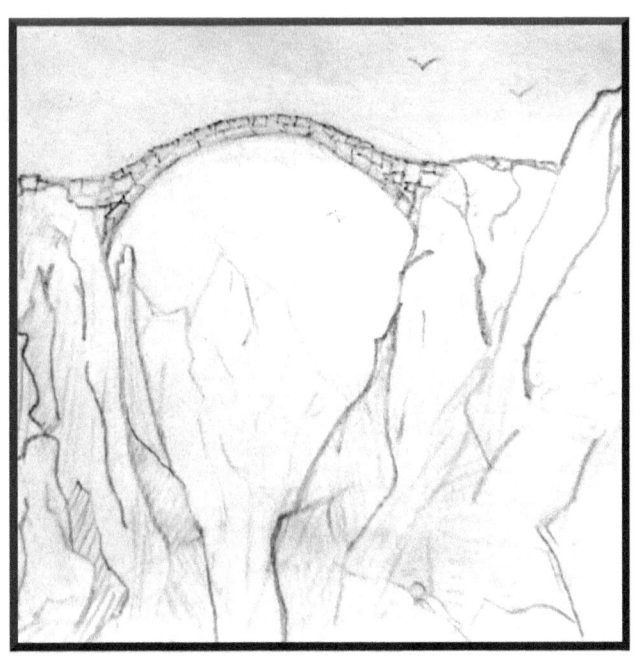

体状诗

举之迟大按之松

脉状无涯类谷空

相类诗

莫把芤虚为一例

芤来浮大似慈葱

Gedicht der Form

Heben wir die Finger an,
ist er langsam und groß,
drücken wir nun fester zu,
lässt der Puls bald los. [17]

Der Körper des Pulses,
kein Ufer kennt er,
ähnlich wie eine
weite, leere Schlucht.

Gedicht der Ähnlichkeiten

Verwechsle nicht den *leeren*,
mit dem Frühlingszwiebelhalm,
Jener treibt oberflächlich und groß,
jedoch zart und weich, wie der
Zwiebelspross.

主病诗

脉虚身热为伤暑

自汗怔忡惊悸多

发热阴虚须早治

养营益气莫蹉跎

血不荣心寸口虚

关中腹胀食难　舒

骨蒸疹痹伤精血

却在神门两部居

Gedicht der wichtigsten Erkrankungen

Der *leere* Puls erscheint,
wenn Sommerhitze den Körper trifft,
und er Hitzeschaden erleidet.

Spontane Schweiße, Herzklopfen gar,
Zittern und Schlottern vor Angst.
Fieber und Hitze, das Yin ist leer,
dies sollte rasch behandelt werden.

Nähre das Ying, das Qi sollst du mehren,
hier darfst du keine Zeit mehr verlieren!
Wenn das Blut das Herz nicht ehrt,[18]
dann ist am Cun der Puls so *leer*.

Ist der Puls an der Guan-Stelle *leer*,
schwillt und drückt das Abdomen sehr,
das Essen und Verdauen fällt schwer.

Dampfende Knochen, Ausschlag und Bi,
Verletzung des Blutes und Jing,
während wir den *leeren* Puls
an beiden Herztoren finden.[19]

DER VOLLE PULS

Shí Mài – 实脉

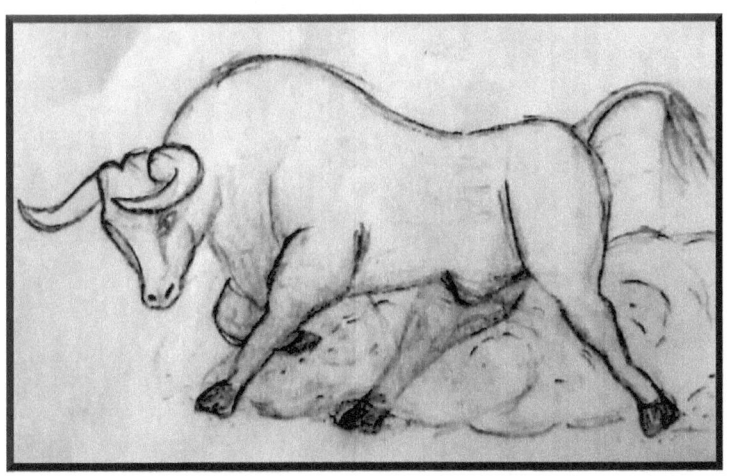

alternative Namen in der Fachliteratur:

- repleter Puls
- angefüllter Puls
- kräftiger Puls

体状诗

浮沉皆得大而长

应指无虚幅幅强

热蕴三焦成壮火

通肠发汗始安康

Gedicht der Form

Oberflächlich bis tief versunken,
überall ist er zu spüren,
kräftig, lang und groß,
dies ist der *volle* Puls.

Er begegnet den Fingern,
ganz ohne Leere,
rollend, rollend,
kräftig und mächtig.

Hitze sammelt sich
in den drei Erwärmern,
und das Resultat
ist loderndes Feuer.

Befrei die Gedärme,
spüle sie frei,[20]
öffne die Poren,
lasse den Schweiß,
wisse, nur dann,
wird der Patient wieder heil.

相类诗

实脉浮沉有力强

紧如弹索转无常

须知牢脉帮筋骨

实大微弦更带长

Gedicht der Ähnlichkeiten

Der *volle* Puls,
ob unten,ob oben,
kommt mit Macht und Kraft.

Der *straffe* Puls dagegen,
wie ein schmaler Kiesel,
ein unstet schwingendes Seil.

Wisse nun, dass
der *gebundene* Puls,
im Schulterschluss steht,
mit Muskeln und Sehnen.

Der *volle* Puls
ist groß und etwas
wie eine Saite gespannt.

Außerdem noch
wie ein Gürtel,
so breit und lang.

主病诗

实脉为阳火郁成

发狂谵语吐频频

或为阳毒或伤食

大便不通或气疼

寸实应知面热风

咽疼舌强气填胸

当关脾热中宫满

尺实腰肠痛不通

Gedicht der wichtigsten Erkrankungen

Der *volle* Puls weist uns auf
üppig wuchernde Hitze,
diese verursacht Manie und Wahn,
verwirrtes Reden, wiederholtes Brechen,
so etwas sehen wir dann.

Möglicherweise verursacht durch
Toxine, Gifte des Yang,
oder Schaden durch Speis und Trank.
Der Stuhl, nicht mehr frei fließen kann.
Das Qi, es stockt, Schmerz folgt alsdann.

Voll an der Cun,
lässt uns wissen,
das Hitze und Wind
an der Oberfläche.

Schmerzen im Hals,
die Zunge ist steif,
der Brustkorb voll mit Qi.

An der Guan zeugt der *Volle*
von Feuer in der Milz,
der Palast der Mitte,
voll bis obenhin.

Die Chi kündet von
Schmerzen im Darm,
Schmerzen der Lenden,
der Fluss ist erlahmt.[21]

DER LANGE PULS

Cháng Mài – 长脉

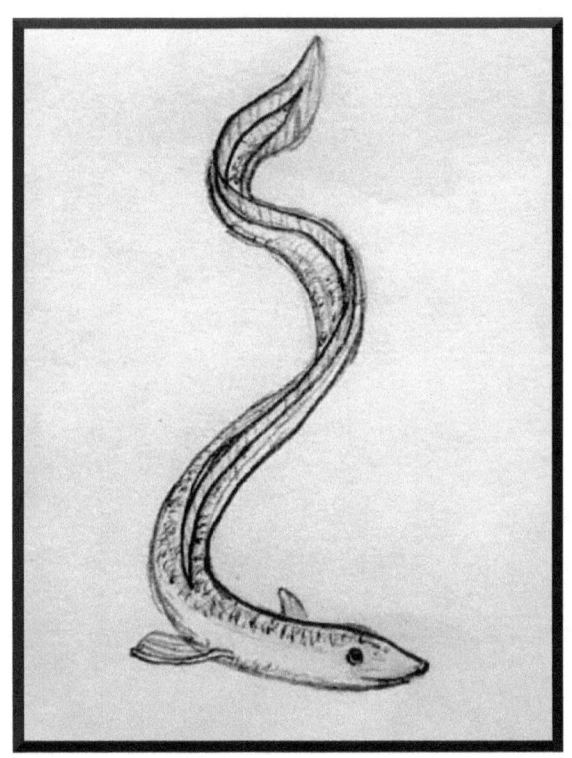

体状诗

过于本位脉名长

弦则非然但满张

相类诗

弦脉与长争较远

良工尺度自能量

Gedicht der Form

Der Puls, der sich über
seinen Platz hinaus erstreckt,
diesen nennt man *lang.*

Der saitenförmige Puls
stimmt nicht ganz überein,
denn dieser ist voll
und gedehnt.

Gedicht der Ähnlichkeiten

Die ähnlichen Pulse,
saitenförmig und lang,
wetteifern in ihrer Ferne.

Wie selbstverständlich
den Maßstab zur Hand,
nimmt ihn, der Wohlbewandte.

主病诗

长脉迢迢大小匀

反常为病似牵绳

若非阳毒癫痫病

即是阳明热势深

Gedicht der wichtigsten Erkrankungen

Der *lange* Puls reicht in weite Ferne,
ob groß, ob klein, gleichmäßig.
Außergewöhnlich aufgrund von Krankheit,
wie ein gezogenes Seil.

Wenn dies nicht Yang-Toxin,
Wahn, Krämpfe, Epilepsie,
so bedeutet dies Hitze im Yang Ming
und diese Macht reicht tief.

DER KURZE PULS

Duǎn Mài – 短脉

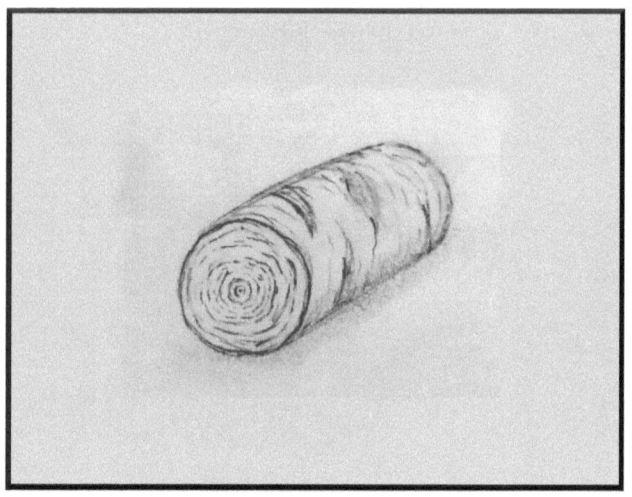

alternative Namen in der Fachliteratur: - Pulsus Brevis

体状诗

两头缩缩名为短

涩短迟迟细且难

短涩而浮秋喜见

三春为贼有邪干

Gedicht der Form

Der Puls,
an beiden Seiten eingeschrumpft,
nennt sich *kurz.*

Rau, kurz und langsam,
so langsam, dünn und schwerfällig.

Rau, kurz und oberflächlich-treibend
sehen wir im Herbst mit Freuden.
Jedoch in den drei Frühlingsmonden,
diebisch greifen uns Dämonen.[22]

主病诗

短脉惟于尺寸寻

短而滑数酒伤神

浮为血涩沉为痞

寸主头痛尺腹痛

Gedicht der wichtigsten Erkrankungen

Bei dem *kurzen* Puls,
müssen wir nur
auf die Länge achten.

Ist er kurz, feucht-gleitend und schnell,
verletzt der Wein das Seelenheil.

Oberflächlich-treibend weist aufs Blut,
Rau und *versunken*, auf Massen im Leib.

An der Cun, es schmerzt der Kopf,
An der Chi, es schmerzt der Bauch.

DER ÜBERFLUTENDE PULS

Hóng Mài – 洪脉

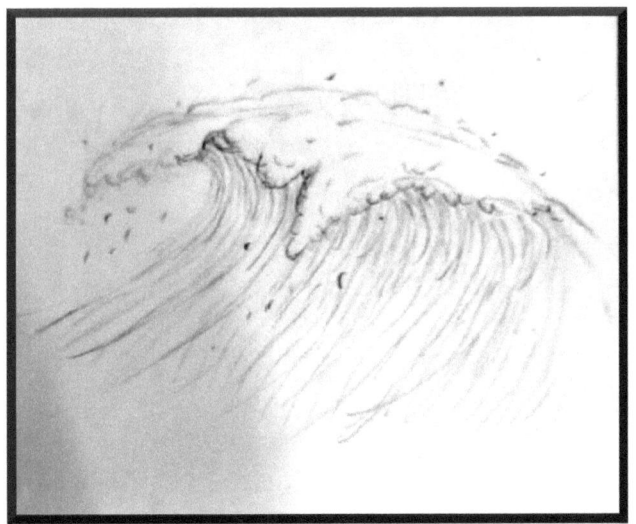

alternative Namen in der Fachliteratur: - ansteigender Puls
                                            - flutender Puls

体状诗

脉来洪盛去还衰

满指滔滔应夏时

若在春秋冬月分

升阳散火莫狐疑

Gedicht der Form

Dieser Puls kommt *überflutend*,
mit voller Kraft,
doch geht dann schwächlich,
nimmt jäh ab.
Er füllt die Finger,
brandend an.
Er antwortet
der Sommerzeit.[23]
Fühlt man ihn
in Frühling, Herbst oder Winter
Sheng Yang San Huo [Tang] [24]
daran gibt es keinen Zweifel.

Oder

Das Yang steigt auf, die Hitze zerstreuen,
daran gibt es keinen Zweifel.

相类侍

洪脉来时拍拍然

去衰来盛似波澜

欲知实脉参差处

举按弦长愊愊坚

Gedicht der Ähnlichkeiten

Der überflutende Puls,
kommt schlagend,
schlagend, korrekt.

Er geht schwächlich, verfallend,
kommt voll und kräftig,
wie Wellen in der Brandung.

Will jemand wissen
den Unterschied,
zwischen dem *vollen* Puls,
und diesem.

Heben und Drücken,
ist er wie eine Saite?
Ist er lang,
pressend,
und fest?

主病诗

脉洪阳盛血应虚

相火炎炎热病居

胀满胃翻须早治

阴虚泄痢可愁知

寸洪心火上焦炎

肺脉洪时金不堪

肝火胃虚关内察

肾虚阴火尺中看

Gedicht der wichtigsten Erkrankungen

Beim überflutenden Puls,
ist das Yang energisch und kraftvoll,
das Blut hingegen steht
inhaltslos und leer.

Seht, wie das Feuer
glühet und lodert,
Fieber und Hitze
regieren das Haus.

Schwellung und Blähung,
Völle, Übersättigung,
der Magen kehrt sich um,
schnell, behandle nun!

Das Yin ist in Leere,
der Körper läuft aus,[25]
Durchfall und Dysenterie,
in Sorge, wer darum weiß.

Am Cun erscheint er *überflutend*,
Feuer wallt im Herz,
oder aber Hitze schwelt,
im oberen Erwärmer.

Wenn der Lungenpuls
überflutend kommt,
das Metall,
es hält nicht stand.

Jähzorn und Wut,
Leere im Magen,
hier finden wir ihn
an der Guan.

Leere der Nieren,
Yin-Mangel-Feuer,
man dies an der
Chi spüren kann.

DER ZARTE PULS

Wēi Mài – 微脉

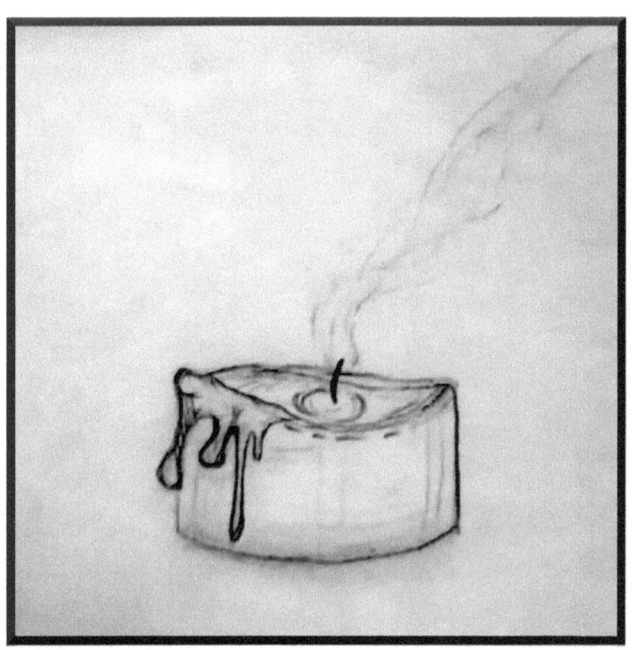

alternative Namen in der Fachliteratur: - kraftloser Puls
- verschwindender Puls

体状诗

微脉轻微瞥瞥乎

按之欲绝有如无

相类诗

微为阳弱细阴弱

细比于微略较粗

Gedicht der Form

Der *zarte* Puls,
ist schwach und leicht,
so wie ein flüchtiger Blick.[26]
Wir tasten und spüren,
verzweifelt, untröstlich,
der Puls erscheint
wie nichts.

Gedicht der Ähnlichkeiten

Der *zarte* Puls, so wissen wir,
weist auf die Schwäche des Yang,
der *feine* Puls dagegen weist
auf Schwäche des Yin alsdann.
Willst du jetzt vergleichen
den *Zarten* mit dem *Feinen*,
so tust du gut daran,
die Fülle zu unterscheiden.[27]

主病诗

气血微兮脉亦微

恶寒发热汗淋漓

男为劳极诸 虚候

女作崩中带下医

寸微气促或心惊

关脉微时胀满形

尺部见之精血揭

恶寒淌疼痛呻吟

Das Gedicht der wichtigsten Erkrankungen

Sind Qi und Blut,
zart und schwach,
so ist dies auch
der Puls.

Ob Übel durch Kälte[28]
oder Fieberkrankheit,
der Schweiß,
er fließt in Strömen.

Wenn der Mann zu viel
und zu schwer schafft,[29]
bleibt überall nur Leere,
bleibt ihm keine Kraft.

Bei der Frau,
es bricht die Mitte,
die *Dai Xia*-Erkrankung
entsteht.[30]

An der Cun weist der *Zarte*,
uns auf Kurzatmigkeit,
oder auf Furcht im Herzen,
Palpitationen vielleicht.

Ist er zart an der Guan,
Schwellung und Blähung,
füllige Formen,
alsdann.

An der Stelle der Chi erfasst,
sind Blut und Essenz entnommen.
Angriff durch Kälte,
triefender Schweiß,
man hört nur Ächzen und Stöhnen.

DER STRAFFE PULS

Jǐn Mài – 紧脉

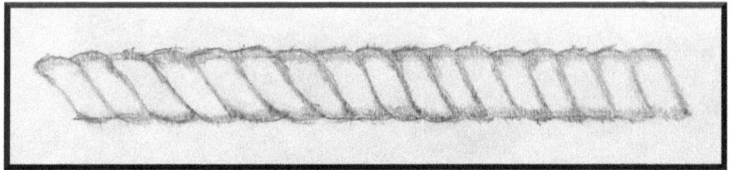

alternative Namen in der Fachliteratur:

- gespannter Puls

体状诗

举如转索切如绳

脉象因之得紧名

总是寒邪来作寇

内为腹痛外身疼

相类诗

见弦实脉

Gedicht der Form

Die Finger gehoben,
ist er wie ein Strick
der unstet schwingt,
wie ein Stück Seil,
abgetrennt.
Aus diesem Grunde
ist *straff* sein Name.
In jedem Fall
sind es Kälte-Übel,
die den Körper
überfallen.
Im Inneren verursachen sie
Schmerzen im Abdomen,
im Äußeren Körper-
und Gliederschmerz,
wo eben die Übel thronen.

Gedicht der Ähnlichkeiten

Man beachte:
Den *saitenförmigen*,
sowie den *vollen* Puls.

主病诗

紧为诸痛主于寒

喘咳风瘸吐冷痰

浮紧表寒须发越

紧沉温散自然安

寸紧人迎气口分

当关心腹痛沉沉

尺中有紧为阴冷

定是奔豚与疝疼

Gedicht der wichtigsten Erkrankungen

Der *straffe* Puls
weist uns nun hin,
auf alle Schmerzen,
welche durch Kälte,
im Kerne verursacht sind.

Keuchen und Husten,
Lähmung durch Wind,
Auswurf von kaltem Schleim.[31]

Oberflächlich-treibend und straff,
Kälte ergreift das Außen.
Diese muss gleich hinfort gejagt
werden und überkommen.

Versunken und straff,
wärmen, zerstreuen!
dann kehrt wieder Ruhe
hier ein.

Wenn uns an der Cun
der *straffe* Puls begegnet,
so sind die Öffnungen des Qi,
Nase und Mund, betroffen.

Nun an der Guan
den straffen Puls erfühlend,
Schmerzen im Herzen und
im Bauch, tief und schwerwiegend.

Wenn an der Chi
der *straffe* Puls erfasst,
so heißt dies Kälte tief im Yin,
oder Kälte und Nass.

Dies heißet auch:
das Ferkel rennt![32]
Hernien und Vorfälle,
Leid und Schmerz.

DER ENTSPANNTE PULS

Huǎn Mài – 缓脉

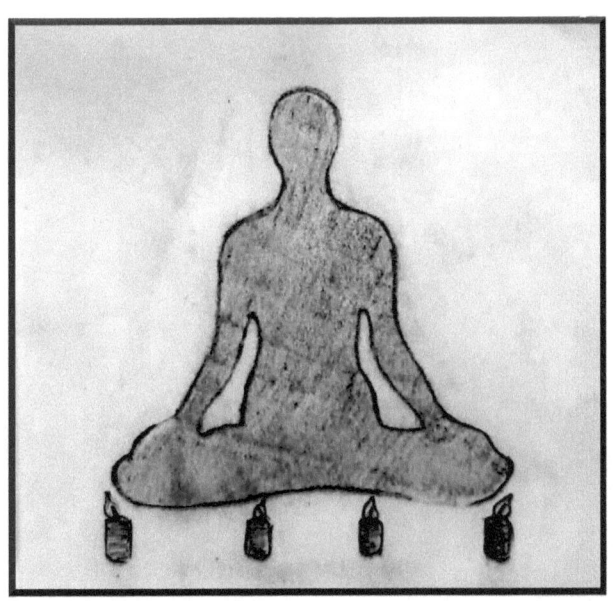

alternative Namen in der Fachliteratur:

- moderater Puls
- gemächlicher Puls
- träger Puls
- verzögerter Puls

体状诗

缓脉阿阿四至通

柳梢袅袅贴轻风

欲从脉里求神气

只在从容和缓中

相类诗

见迟脉

Gedicht der Form

Der *entspannte* Puls,
ja, ja,
vier mal kommt er an.[33]
So wie Weidenkätzchen,
die zierlich im Winde weh'n.
Wir wünschen uns diesen
als unseren Puls,
denn wir wünschen uns
aufrechtes Qi.[34]
Im Zentrum gibt es wirklich nur
Ruhe und Gelassenheit.

Gedicht der Ähnlichkeiten

Man achte auf
den langsamen Puls.

主病诗

缓脉营衰卫有余

或风或湿或脾虚

上为项强下痿痹

分别浮沉大小区

寸缓风邪项背拘

关为风眩胃家虚

神门濡泄或风秘

或是蹒　珊足力迟

Gedicht der wichtigsten Erkrankungen

Der *entspannte* Puls,
das Ying wird schwach,
das Wei doch
steht in Fülle.

Möglicherweise Wind,
möglicherweise Nässe
oder aber unsre Milz
leidet unter Schwäche.

Oben bedeutet er
der Nacken ist steif und fest,
unten schlaffe Lähmung,
Bi-Syndrom und Schmerz.[14]

Man unterscheide nach
oberflächlich oder tief,
groß oder klein,
und wo der Puls liegt.

Entspannt an der Cun
Wind-Übel im Nacken,
der Rücken ist
fest und steif.

An der Guan: Wind,
Verwirrung und Schwindel,
die Magenfamilie erweicht.[35]

Am Tor des Geistes,
bedeutet der Puls,
dass es nach unten tropft,
oder Wind den Fluss hier blockt.[36]

Oder aber der Patient
leider unter Hinken,
schnell und kraftvoll gleich behandeln,
wird Erfolg hier bringen.

DER FRÜHLINGSZWIEBELHALM-PULS

Kōu Mài – 芤脉

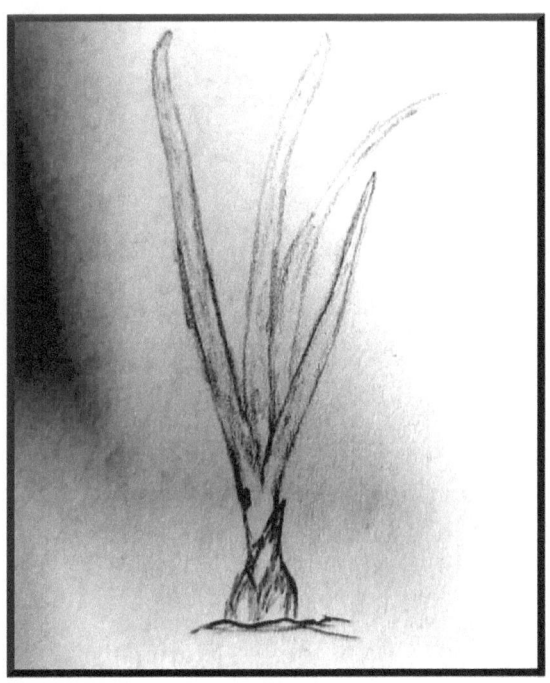

alternative Namen in der Fachliteratur:
- hohler Puls   - Rohr-Puls
- lauchstängelartiger Puls

体状诗

芤形浮大轻如葱

边实须知内已空

火犯阳经血上溢

热侵阴络下流红

Gedicht der Form

Die Form des *Zwiebelhalms* ist hohl,
an der Oberfläche treibend,
groß, weich und leicht,
dem Zwiebelhalme gleich.

Die Grenzen,
die Ränder des Pulses sind fest,
das Innere ist hohl und leer.

Feuer greift die Yang-Bahnen an,
das Blut steigt auf und läuft über.

Hitze greift auch
die Yin-Luo an,
rot fließt es aus,
nach unten alsdann.

相类诗

中空旁实乃为芤

浮大而迟虚脉呼

芤更带弦名曰革

芤为失血革血虚

Gedicht der Ähnlichkeiten

Hohl in der Mitte,
fest an den Seiten,
diese Puls ist
Zwiebelhalm zu heißen.

Oberflächlich-treibend und groß,
langsam noch dazu,
dieser Puls wird hernach
leerer Puls gerufen.

Kommt der *Frühlingszwiebelhalm*
noch *saitenförmig* dazu,
so nennt man ihn gemeinhin dann
den *ledernen* Puls.

Frühlingszwiebelhalm bedeutet,
dass Blut verloren geht,
Der *lederne* Puls jedoch,
dass Blut im Mangel steht.

主病诗

寸芤积血在于胸

关里逢芤肠胃痈

尺部见之多下血

赤淋红痢漏崩中

Gedicht der wichtigsten Erkrankungen

Der Frühlingszwiebelhalm an der Cun,
im Brustkorb sammelt sich Blut.

An der Guan diesen Puls gefühlt,
Magen und Därme, Abszess und Geschwür.

An der Chi sehen wir jenen Puls,
wenn's nach unten blutig fließt.

Blutroter Harn, blutige Ruhr,
Ausfluss und Kollaps, du siehst.

DER SAITENFÖRMIGE PULS

Xián Mài – 弦脉

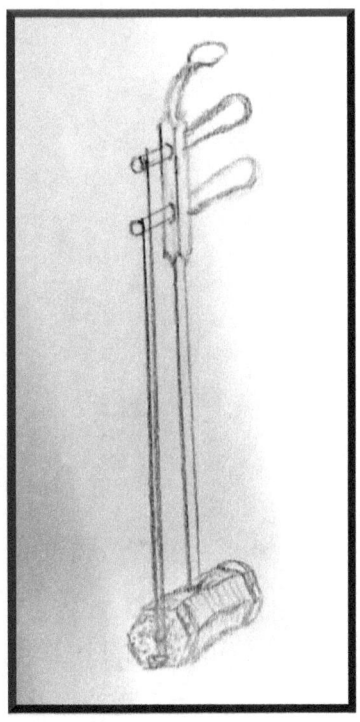

alternative Namen in der Fachliteratur:
-Bogensehnen-Puls   - drahtiger Puls   - gespannter Puls

体状诗

弦脉迢迢端直长

肝经木旺土应伤

怒气满胸常欲叫

翳蒙瞳子泪淋浪

Gedicht der Form

Der saitenförmige Puls,
kommt von weit her,
und streckt sich weit hin,
eben und gerade,
waagerecht und lang.

Die Leitbahn der Leber,
das Holz steht in Fülle,
Die Erde dagegen
verwundet und schwach.

Wütendes Qi,
der Brustkorb gefüllt,
immer nur Jammern
und Stöhnen.

Der graue Starr,
Blindheit gar,
unbeherrscht fließen
kleine Tränen.

相类诗

弦来端直似丝弦

紧则如绳左右弹

紧言其力弦言象

牢脉弦长沉伏间

Gedicht der Ähnlichkeiten

Der Saitenförmige kommt
waagerecht und gerade,
er ähnelt hierbei sehr,
einer seidenen Lautensaite.

Der *straffe* Puls dagegen,
ist eher wie ein Seil,
welches, unstet schwingend,
gegen die Finger schlägt.

Der *Straffe* spricht
durch seine Kraft.
Der Saitenförmige
durch die Form.

Der *gebundene* Puls
ist saitenförmig, lang,
versunken oder
verborgen.

主病诗

弦应东方肝胆经

饮痰寒热疟缠身

浮沉迟数须分别

大小单双有重轻

寸弦头痛膈多痰

寒热症痂查左关

关右胃寒心腹痛

尺中阴疝脚拘挛

Gedicht der wichtigsten Erkrankungen

Der saitenförmige Puls,
er entspricht dem Osten,
zu ihm gehören die Leber-
und Gallenblasenbahn.

Feuchtigkeit und Schleim,
Hitze, Kälte, Schüttelfrost,
Malaria, das Wechselfieber,
schwierig zu vertreiben noch.[37]

Oberflächlich und tief,
langsam und schnell,
müssen mit Sorgfalt
unterschieden werden.

Groß oder klein,
links oder rechts,
oder beiden Seiten,
schwer oder leicht.

Saitenförmig an der Cun,
Kopfschmerzen und viel Schleim,
Schleim um das Zwerchfell herum,
Auswurf und Sputum dabei.

Schüttelfrost, Wechselfieber,
Verhärtungen, Tumoren,
hierbei findest du den Puls,
an der linken Guan.

An der rechten Guan,
bei Kälte im Magen,
das Abdomen schmerzt,
und ebenso das Herz.

An der Chi-Position gefühlt,
Vorfälle und Leistenbruch,
und ebenso plagen uns
Krämpfe in den Beinen.

DER LEDERNE PULS

Gé Mài – 革脉

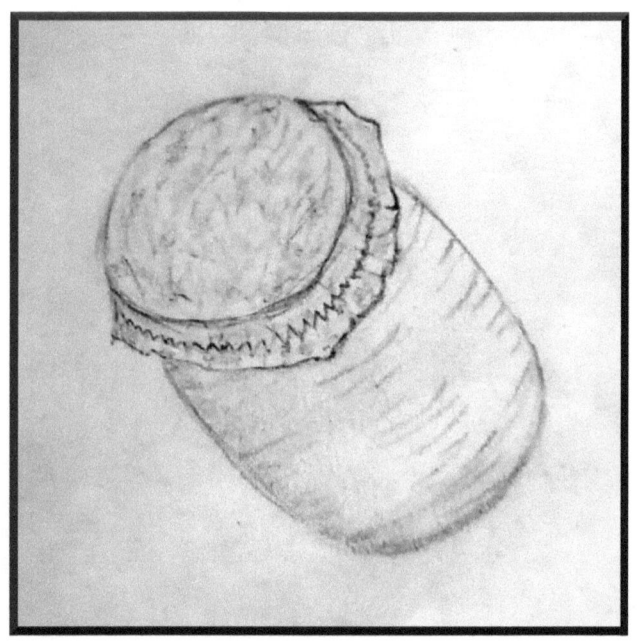

alternative Namen in der Fachliteratur: -Trommel-Puls
- harter Puls

体状诗

革脉形如按鼓皮

芤弦相合脉寒虚

女人半产并崩漏

男子营虚或梦遗

相类诗

见芤牢脉

Gedicht der Form

Die Gestalt des *ledernen* Pulses ist wie,
wenn unsre Finger
auf das Fell einer Trommel drücken.
Der Frühlingszwiebelhalm-
und der *saitenförmige* Puls
kommen in diesem zusammen,
leere Kälte zeigt dies an.

Gleichwohl bei Frauen,
steht er für halbe Geburt,[38]
und Bluten des Uterus.
Beim Mann steht der Puls
für Schwäche im Ying,
oder nächtlichen Samenerguss.

Gedicht der Ähnlichkeiten

Beachte wohl den *Zwiebelhalm-*
wie auch den *gebundenen* Puls.

DER GEBUNDENE PULS

Láo Mài – 牢脉

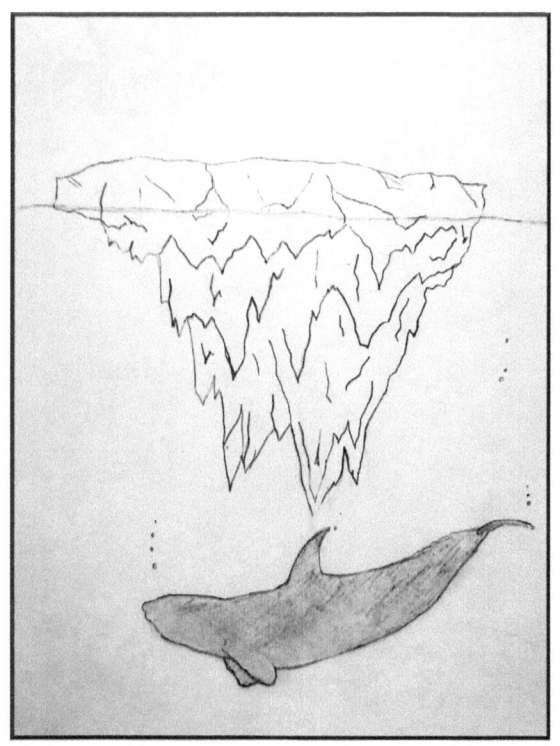

alternative Namen in der Fachliteratur: -fixierter Puls

体状诗

弦长实大脉牢坚

牢位常居沉伏间

相类诗

革脉芤弦自浮起

革虚牢实要详看

Gedicht der Form

Saitenförmig, lang und voll
sie alle sind groß.
Der *gebundene* Puls
ist fest.

Der *gebundene* Puls,
er weilt,
versunken
oder verborgen.

Gedicht der Ähnlichkeiten

Er ähnelt dem *ledernen* Puls,
welcher *Zwiebel* und *Saite* vereint,[39]
der letztere erscheint,
jedoch stets oben auf.[40]

Der *Lederne* ist leer,
der *Gebundene* ist voll,
jeder sollte wissen,
um dieses Detail.

主病诗

寒则牢坚里有余

腹心寒痛木乘脾

疝㿗症瘕何愁也

失血阴虚却忌之

Gedicht der wichtigsten Erkrankungen

Kälte zieht zusammen, bindet,
festigt, und zwängt ein,
innen drin, wird also jetzt
eine Fülle sein.

Kalte Schmerzen
in Bauch und Herz,
Das Holz, es überkommt
die Milz.

Hernien, Rupturen, Verfall,
Massen im Abdomen,
Oh, was für Sorgen!

Blutverlust und Leere im Yin,
Gib auf, in Furcht,
und trete zurück.[41]

DER NIESELREGEN-PULS

Rú Mài – 濡脉

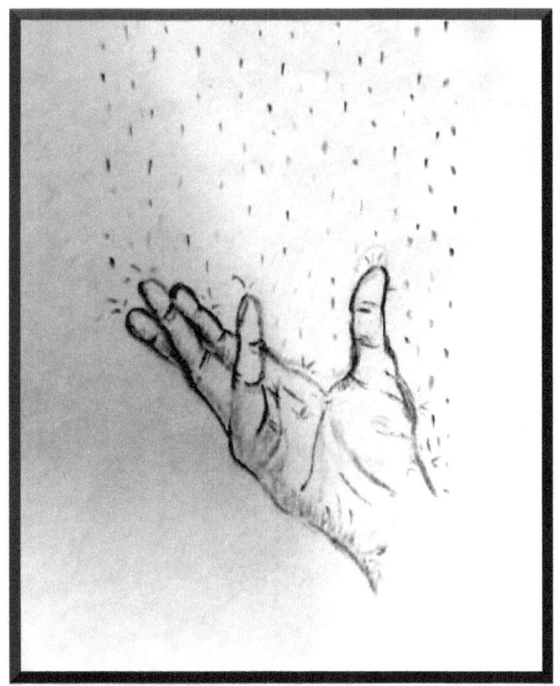

alternative Namen in der Fachliteratur: - Sanfter Puls
- weicher Puls

体状诗

孺形浮细按须轻

水面浮绵力不禁

病后产中犹有药

平人若见是无根

Gedicht der Form

Die Form des
Nieselregen-Pulses,
ist oberflächlich, fein und weich,
bei leichtem Druck zu spüren.

Wie ein Seidenfaden,
der auf dem Wasser schwimmt.
Druck kann er nicht ertragen.

Nach Krankheit und Entbindung,
ist richtig, dieser Puls,
hierfür haben wir
sogleich die Medizin.

Sehen wir ihn doch,
bei Menschen, sonst gesund,
so wissen wir, dass diese,
ohne Wurzel sind.

相类诗

浮而柔细知为濡

沉细而柔作弱持

微则浮微如欲绝

细来沉细近于微

Gedicht der Ähnlichkeiten

Oberflächlich, weich und fein,
dieser ist der *Nieselregen*,

Versunken, weich und zart jedoch,
heißt *schwacher* Puls hingegen.

Der *zarte* Puls ist nun,
oberflächlich und zart,
am Rande der Verendung,
wie ein gebrochenes Herz.

Der *feine* Puls kommt versunken,
ist dem *zarten* sehr verbunden.[42]

主病诗

濡为亡血阴虚病

髓海丹田暗已亏

汗雨夜来蒸入骨

血山崩倒湿侵脾

寸濡阳微自汗多

关中其奈气虚何

尺伤精血虚寒甚

温补真阴可起疴

Gedicht der wichtigsten Erkrankungen

Der Nieselregen-Puls,
er steht,
für Leere des Yin
und Blutverlust.

Das Meer des Marks,[43]
und das Dan-Tian,[44]
sind dunkel schon,
verloren.

Der Schweiß läuft nachts,
die Knochen dampfen,
das Blut, es fließt,
dem Erdrutsch gleich.

Die Milz, befallen von Nässe.
Der *Nieselregenpuls* an der Cun,
das Yang ist verschwindend klein,
Der Schweiß fließt ungehemmt,
spontan, und viel, viel wird es sein.

An der Guan, diesen Puls gefühlt,
wie könnte nun nicht, leer sein das Qi?
Der *Nieselregen*, gefühlt an der Chi,
das Jing ist verletzt, das Blut geleert,

tiefe Kälte ist eingekehrt.
Wärmen, ergänzen,
das wahre Yin nähren,
so können wir
die Krankheit klären.

DER SCHWACHE PULS

Ruò Mài – 弱脉

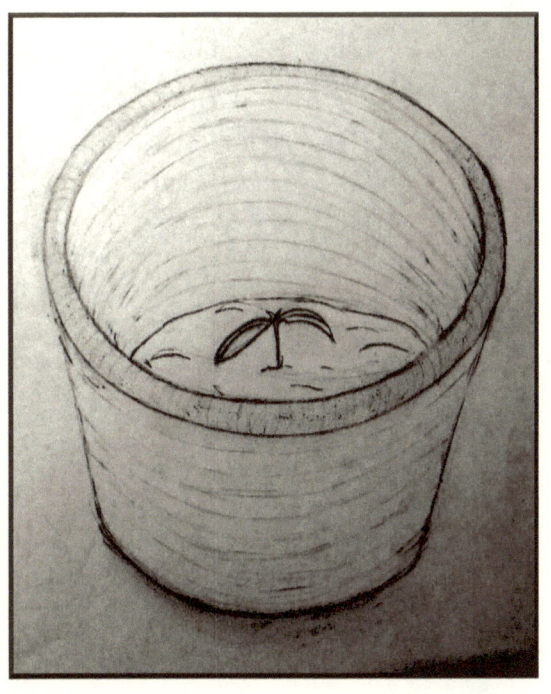

alternative Namen in der Fachliteratur: - weicher Puls

体状诗

弱来无力按之柔

柔细而沉不见浮

阳陷入阴精血弱

白头犹可少年愁

相类诗

见濡脉

Gedicht der Form

Der *schwache* Puls
kommt ohne Kraft,
ohne Kraft auch
müssen wir fühlen.

Zart und fein,
tief versunken,
den schwachen Puls
sehen wir nie oben.

Das Yang verliert sich im Yin,[45]
Schwach sind Blut und Jing.
Bei dem grauhaarigen Alten,
hier heißen wir ihn gut,
Beim jungen Menschen doch,
hier sorgen wir uns nun.

Gedicht der Ähnlichkeiten

Beachte auch
den Nieselregen-Puls.

主病诗

弱脉阴虚阳气衰

恶寒发热骨筋痿

多惊多汗精神减

益气调营 急早医

寸弱阳虚病可知

关为 胃弱与脾衰

欲求阳陷阴虚病

须把神门两部推

Gedicht der wichtigsten Erkrankungen

Der *schwache* Puls lässt uns wissen,
das Yin ist bereits leer,
das Yang verfällt
nunmehr.
Kälte-Übel fordern uns,
Abneigung gegen Kälte,
Fieber und Hitzeeffusion,
Knochen und Sehnen verkümmern.

Viel Angst und Schreck,
und auch viel Schweiß,
es schwindet, nimmt ab,
des Menschen Geist.
Reguliere das Ying,
stärke das Qi,
der gute Arzt
behandelt hier früh.[46]
An der Cun zeigt uns der *schwache* Puls,
das ein Yang-Leere-Leiden vorliegt,
an der Guan ist die Verdauung gestört,
die Milz ganz erschöpft daliegt.

Wir wünschen uns,
das Yang sinkt ab.
Um die Yin-Leere-Krankheit
zu heilen.[47]
Wir müssen das Tor
des Geistes bewahren,
und beide Teile
gleichsam nähren.[48]

DER ZERSTREUTE PULS

Sàn Mài – 散脉

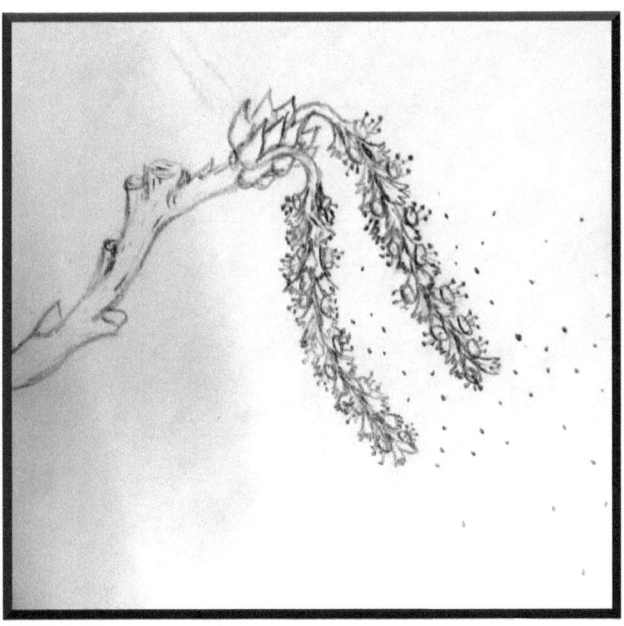

alternative Namen in der Fachliteratur: - zerfließender Puls

体状诗

散似杨花散漫飞

去来无定至难齐

产为生兆胎为堕

久病逢之不必医

Gedicht der Form

Der zerstreute Puls
erscheint uns wie
Pappelblüten,
wild durcheinander fliegend.

Diese zu fangen,
man kann sie nicht fassen,
schwierig, so schwierig,
sie kommen nicht zusammen.

Für die Geburt,
das Gebären des Kindes,
das Sinken der Frucht,
ist *dieser* ein Zeichen.

Finden wir *diesen*
bei chronischem Leid,
wird nicht unbedingt
ein Arzt gebraucht.

相类诗

散脉无拘散漫然

濡来浮细水中绵

浮而迟大为虚脉

芤脉中空有两边

Gedicht der Ähnlichkeiten

Den *zerstreuten* Puls,
man kann ihn nicht fassen,
hat keine Begrenzung,
ist so durcheinander.

Der Nieselregen-Puls,
kommt fein,
wässrig und weich,
wie ein Faden im Wasser.

Oberflächlich-treibend,
langsam noch und groß,
das ist der *leere* Puls.

Der Frühlingszwiebelhalm ist hohl,
die Mitte ist leer, verschwunden,
nur die Ränder wirst du finden.

主病诗

左寸怔忡右寸汗

溢饮左尺应软散

右尺软散脐胕肿

散居两尺魂应断

Gedicht der wichtigsten Erkrankungen

An der linken Cun,
Palpitationen,
An der rechten Cun,
Schweiß fließt in Strömen.

Das Wasser läuft über,
Schleim wird gespuckt,
weich und *zerstreut*,
der linke Guan-Puls.

Weich und *zerstreut*,
and der rechten Guan,
Schwellung der Ellenbogen,
des Bauches, der Waden.

Begegnen wir dem
zerstreuten Puls
an beiden Chi-Positionen,
ist die Wanderseele[49]
abgetrennt, zerbrochen
die Verbindung.

DER FEINE PULS

Xì Mài – 细脉

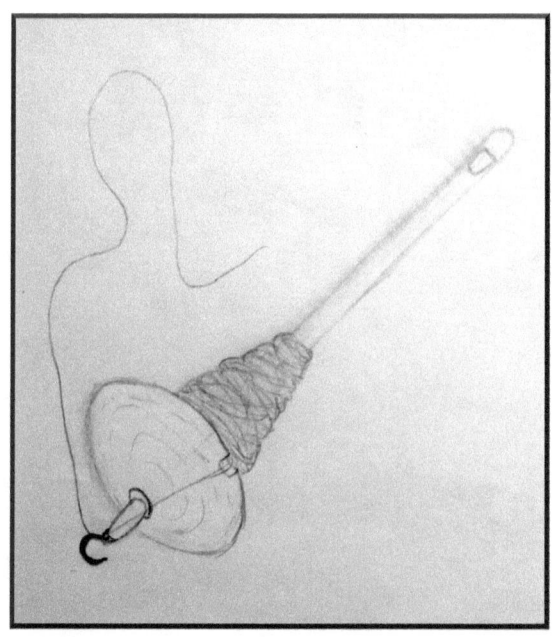

alternative Namen in der Fachliteratur: - dünner Puls

体状诗

细来累累细如丝

应指沉沉无绝期

春夏少年俱不利

秋冬老弱却相宜

相类诗

见微濡脉

Gedicht der Form

Der *feine* Puls
kommt immer wieder,[50]
faserig, dünn,
wie Seide.

Er antwortet dem Finger
versunken, versunken,
stetig jedoch,
wird nicht unterbrochen.

Im Frühling und Sommer,
und bei den Jungen,[51]
da ist er nie von Vorteil.
Im Herbst und Winter,
und bei den Alten,
ist dieser doch normal.

Gedicht der Ähnlichkeiten

Beachte sowohl
den *zarten* Puls,
als auch den
Nieselregen-.

主病诗

细脉萦萦血气衰

诸虚劳损七情乖

若非湿气侵腰肾

即是伤精汗泄来

寸细应知呕吐频

入关腹胀胃虚形

尺逢定是丹田冷

泄痢遗精号脱阴

Gedicht der wichtigsten Erkrankungen

Der *feine* Puls,
faserig, faserig,
Blut und Qi
schwinden dahin.

Umfassende Leere,
Zerrung, Stauchung,
Die sieben Regungen[51]
gestört.

Wenn nicht Feuchtigkeit und Nässe
Lenden und Niere überfallen,
so wird doch das Jing verletzt
und Schweiß und Ausfluss werden fließen.

Ist der Cun-Puls *fein*,
so wisse dies:
Es kommt wiederholtes Erbrechen.

An der Guan
ist der Bauch gedunsen,
der Magen
von leerer Gestalt.

An der Chi
diesen Puls gefühlt,
ist Kälte im Dan Tian.

Durchfall und Verlust von Essenz,
der Puls ist ein Zeichen
für Schwinden des Yin.

DER VERBORGENE PULS

Fú Mài – 伏脉

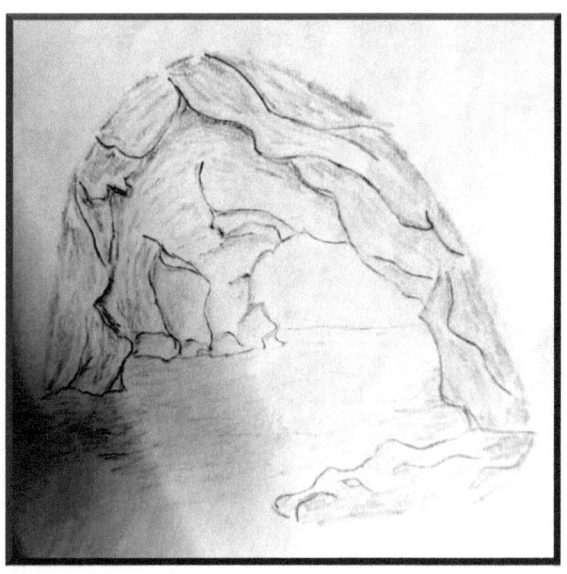

alternative Namen in der Fachliteratur: - versteckter Puls

体状诗

伏脉推筋着骨寻

指间 才动隐 然深

伤寒欲汗阳将解

厥逆脐 疼证 属阴

相类诗

见沉脉

Gedicht der Form

Der *verborgene* Puls,
schiebe die Sehnen,
berühre die Knochen,
hier musst du suchen.

Die Finger dazwischen,
dort können sie finden,
zaghaft, nicht deutlich,
dunkel und tief.

Angriff durch Kälte
kurz vor dem Schweiße,
Das Yang gibt nach,
wird schwinden.

Ohnmacht oder Gegenfluss,
Jue-[Yin] Rebellion,[53]
Schmerzen der Nabel-Region,
vom Yin dies zeugen muss.

Gedicht der Ähnlichkeiten

Man beachte hier auch
den versunkenen Puls.

主病诗

伏为霍乱吐频频

腹痛多缘宿食停

蓄饮老痰成积聚

敞寒温里莫因循

食郁胸中双寸伏

欲吐不吐常兀兀

当关腹痛困沉沉

关后疝疼还破腹

Gedicht der wichtigsten Erkrankungen

Der verborgene Puls
weist auf Magen-
und Darm-Infektion,
wiederholtes Erbrechen.

Schmerzen des Bauches,
viel, so viel,
über Nacht
stoppt das Essen.[54]

Es sammeln sich Nässe
und alter Schleim,
verbinden sich
und ballen sich zusammen.

Öffne weit
für die Kälte,[55]
und wärme
das Innere,
zögere nicht,
und verlier keine Zeit!

Wenn Nahrung uns
die Brust verstopft,
an beiden Cun
verborgen es klopft.

[oder]

Wenn Finsternis
den Geist umwölkt,
verborgen der Puls
an den Cun schlägt.

Erbrechen wollen,
aber nicht können,
immer nur
steigen, steigen.[56]

An der Guan,
Schmerzen im Abdomen,
wenn stark und tief
wir pressen.

Noch hinter der Guan,
Rupturen und Hernien,
Schmerzen als wenn
der Unterleib bricht.

DER AUFGEWÜHLTE PULS

Dòng Mài – 动脉

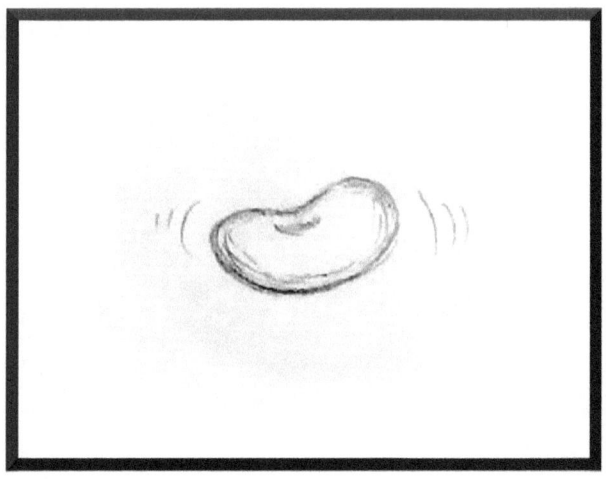

alternative Namen in der Fachliteratur:
- Bohnenförmiger Puls

体状诗

动脉摇摇数在关

无头无尾豆形团

其原本是阴阳搏

虚者摇兮胜者安

Gedicht der Form

Der aufgewühlte Puls,
er zittert und er schwankt,
er wiegt und er wogt,
man findet ihn an der Guan.

Er hat keinen Kopf,
er hat keinen Schwanz,[57]
ist wie eine Bohne geformt.

Sein Wesen ist im Ursprung:
Das Ringen von Yin und Yang.
Leer ist,
welcher zittert,
wer ruht,
der ist der Sieger.[58]

主病诗

动脉专司痛与惊

汗因阳动热因阴

或为泄痢拘挛病

男子亡精女子崩

Gedicht der wichtigsten Erkrankungen

Der aufgewühlte Puls,
er hat bloß die eine
Funktion: Uns Schmerzen,
Angst und Schreck zu zeigen.

Schweiße aufgrund von
flackerndem Yang,
Hitze aufgrund vom Yin.[59]

Oder aber Ausfluss und Ruhr,
oder ein Leiden mit Krämpfen.

Dem Manne verloren geht seine Essenz,
Der Frau das Blut entweicht.

DER DRÄNGENDE PULS

Cù Mài – 促脉

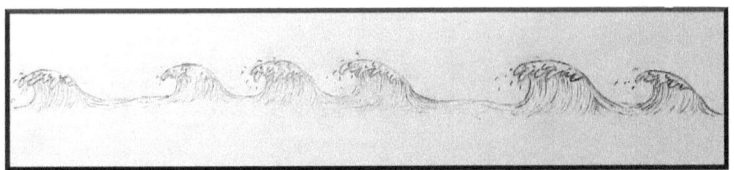

alternative Namen in der Fachliteratur:

- abrupter Puls
- jagender Puls

体状诗

促脉数而时一止

此为阳极欲亡阴

三焦郁火炎炎盛

进必无生退可生

相类诗

见代脉

Gedicht der Form

Der *drängende* ist ein schneller Puls,
jedoch, stoppt manchmal plötzlich.
Dies ist so, weil das Yang im Exzess
und das Yin vor dem Untergang steht.

Im Sanjiao, in den drei Erwärmern,
glüht das unterdrückte Feuer,
kein Leben mehr dort, setzt es sich fort,
sehr wohl Leben ist, zieht es sich zurück.

Gedicht der Ähnlichkeiten

Beachte auch den
periodischen Puls.

主病诗

促脉惟将火病医

其因有五细推之

时时喘咳皆痰积

或发狂斑与毒疽

Gedicht der wichtigsten Erkrankungen

Beim *drängenden* Puls
wird ausschließlich
die Feuer-Krankheit
behandelt!

Hierfür gibt es
der Gründe fünf,
so wähle auch
gründlich aus.[60]

Häufig und ständig
Keuchen und Husten,
alles ist Ausdruck
von Schleimansammlung.

Oder aber der Patient
wird irre, wahnsinnig gar,
Flecken am Körper,
mit Gift gefüllt,[61]
Abszesse, Gangren
und Ulcera.

DER KNOTIGE PULS

Jié Mài – 结脉

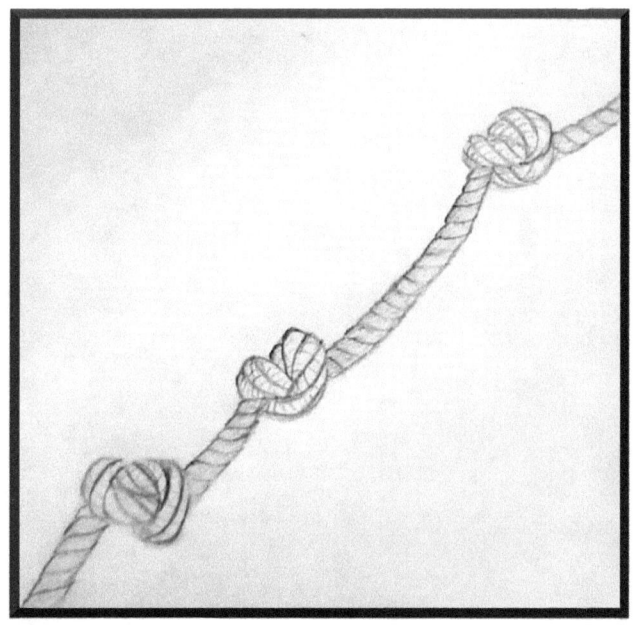

体状诗

结脉缓而时一止

独阴偏胜欲亡阳

浮为气滞沉为积

汗下分明在主张

相类诗

见代脉

Gedicht der Form

Der *knotige* Puls
ist entspannt bis träge[62]
und setzt dann manchmal aus.
Das Yin allein nähert sich dem Sieg,
Das Yang stirbt oder flieht.
Oberfläch-treibend heißt
wir haben Qi-Stagnation,
ist versunken der Puls jedoch,
bedeutet dies Ansammlung.
Schwitzt der Patient,
kaum oder viel?
Genau zu beachten,
befürworten wir.

Gedicht der Ähnlichkeiten

Beachte hier auch
den periodischen Puls.

主病诗

结脉皆因气血凝

老痰结滞苦呻吟

内生积聚外痈肿

疝瘕为殃病属阴

Gedicht der wichtigsten Erkrankungen

Der *knotige* Puls
geht immer zurück
auf Erstarren[63]
von Qi und Blut.

Alter Schleim,
verknotet, stagniert,
Bitterkeit, Schmerzen,
Stöhnen und Ächzen.

Im Innern entstehen
Ansammlungen, Massen.
Schwellungen, Karbunkel,
im Äußeren walten.

Hernien und Tumore im Leib,
sind üble Leiden,
und gehören zum Yin.

DER PERIODISCHE PULS

Dài Mài – 代脉

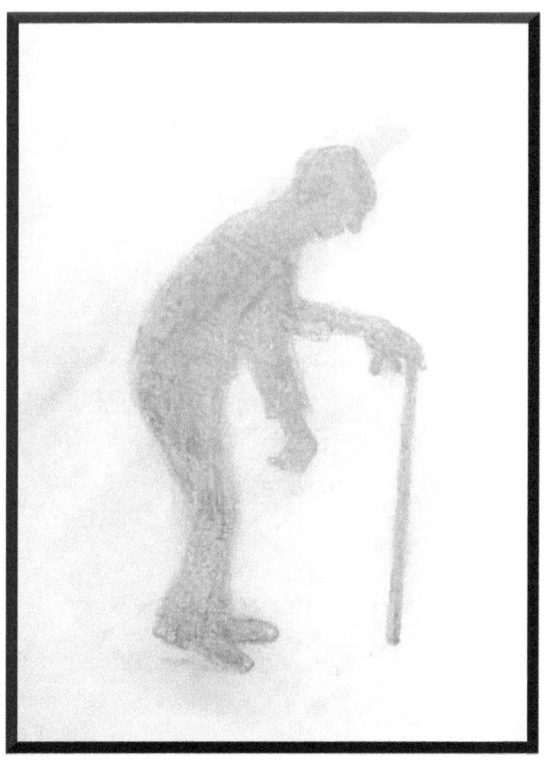

alternative Namen in der Fachliteratur:
- regulär intermittierender Puls

体状诗

动而中止不能还

复动因而作代看

病者得之犹可疗

平人却与寿相关

Gedicht der Form

Er bewegt sich,
jedoch bricht dann ab,
und kann nicht weiter schlagen.
Dann, wie durch tiefe Kraft,
wird er doch wieder schlagen.

Wer krankt ist
und eben solchen hat,
den können wir behandeln.

Wer jedoch heil
und diesen zeigt,
bei dem gehen seine Lebenszeit
und dieser Puls zusammen.[64]

相类诗

数而时止名为促

缓止须将结脉呼

止不能回方是代

结生代死自殊途

Gedicht der Ähnlichkeiten

Schnell, und dann plötzlich nichts,
dieser Puls heißt *drängend*.

Entspannt bis träge, plötzlich still,
diesen ruft man *knotig*.

Nur den, der es nicht vermag,
zum Ort zurück zu kehren,
nennt man *periodisch*.[65]

Knotig heißt Leben,
Periodisch heißt sterben.
Zwei verschiedene Straßen.[66]

主病诗

代脉原因脏气衰

腹痛泄痢下元亏

或为吐泻中宫病

女子怀　胎三月兮

Gedicht der wichtigsten Erkrankungen

Der periodische Puls
geht ursächlich
auf schwindendes
Zang-Qi zurück.

Schmerzen im Bauch,
und Dysenterie,
das Fundament, es bricht.

Oder Erbrechen mit Diarrhö,
krank, der Palast der Mitte.[67]

Bei Frauen weist dieser Puls drauf hin,
dass sie schon drei Monate schwanger sind.

ANMERKUNGEN ZUM TEXT

[1] Gemeint ist hier der Fluss der gesunden Verdauung.

[2] Ab der Lendenwirbelsäule abwärts.

[3] Die Rede ist von den fünf Zang- bzw. Yin- bzw. Speicherorganen: Lunge, Leber, Herz, Milz und Niere.

[4] alternativ: Man möge gründlich untersuchen.

[5] Die Rede ist hier von den unterschiedlichen Körperhöhlen des dreifachen Erwärmers *San Jiao*, namentlich der oberen und der mittleren.

[6] alternativ: Ziehen in den Hoden.

[7] Beim Kind ist ein schneller Puls als normal anzusehen.

[8] Hier ist unklar, ob nur das Herrscher-Feuer (Herz) oder auch auch das Minister-Feuer (Ming Men - Dreifacher Erwärmer - Perikard, ferner auch Leber und Gallenblase) gemeint sind. All diese Organsysteme beeinflussen auf ihre Art das Feuer im Körper.

[9] Hier äußert Li Shi Zhen zum einzigen Mal eine direkte Behandlungsanweisung ausgehend von der Pulsdiagnostik: Die Dekokt-Rezeptur *Zi Yin Jiang Huo Tang*. Diese senkt Hitze ab, tonisiert das Yin von Lunge und Niere, tonisiert das Blut und das Qi. Die Formel ist wie folgt zusammen gesetzt (lt. Dr. Joel Penner; Die Originalquelle ist mir nicht bekannt):

Jiu Dang Gui 4 g
Jiu Bai Shao 7 g
Jiang Zhi Shu Di Huang 3 g
Tian Men Dong 3 g
Mai Men Dong 3 g
Bai Zhu 3 g
Chen Pi 2,5 g
Zhi Gan Cao 1,5 g
Sheng Di Huang 2,5 g
Zhi Mu 1,5 bis 2,5 g
Chao Huang Bai 1,5 g
Sheng Jiang 3 g
Da Zao 2 g

[10] Wörtlich übersetzt lautet dieser Satz: "Der feucht-gleitende Puls ist wahrlich wie eine Perle."

In einem Wörterbuch fand ich die Notiz zum chinesischen Zeichen für Perle (珠 wörtl.: Zhu), dass dieses auch als Abkürzung für den Zhu Jiang, den Perlfluss in der Provinz Guandong, gebräuchlich ist. Ob dies zu Li Shi Zhen's Zeiten bereits üblich war, weiß ich nicht, jedoch passt das Bild des Pulses ebenso zu einem gewundenen Flusslauf, wie zu einer rollenden Perle. Ich entschied mich daher, diese Übersetzung als eine Mögliche beizufügen.

[11] Dieser Puls bei einer ansonsten gesunden, gebährfähigen Frau, zeigt eine bestehende Schwangerschaft an, insbesondere, wenn er an der Chi-Position gefühlt wird.

[12] Das Zeichen Li 痢 bezeichnet Dysenterie, also eine Infektion des Magen-Darm-Traktes durch Shigellen oder Amöben mit blutigem Durchfall, die potentiell tödlich verlaufen kann. Sie wird auch als Ruhr bezeichnet. Ich vermute jedoch, dass im weiteren Sinne jede Art von blutiger, heftiger Durchfallerkrankung hier gemeint sein kann.

[13] Im Text steht hier "...verschwinden des Yang...". Da dies aus klinischer Sicht keinen Sinn macht, da noch in der Zeile zuvor von Blut und Essenz-Mangel die Rede war, halte ich dies für einen Schreibfehler und habe es entsprechend übersetzt.

¹⁴ Der Begriff *Bi*-Syndrom beschreibt ein schmerzhaftes Krankheitsgeschehen, welches den gesamten Körper betreffen kann und auf energetische Stagnation zurückzuführen ist.

¹⁵ Wörtlich übersetzt heisst es hier: "Frauen werden nicht schwanger, da keine Menstruation stattfindet."
¹⁶ Hier sind die Flanken am Rumpf gemeint. Spannungen und Schmerzen speziell unter den Rippenbögen sind typische Anzeichen für ein *Shaoyang*- bzw. Leber-Qi-Stagnations-Syndrom.

¹⁷ Oberflächlich ist der Puls zu spüren, tasten wir tiefer, also mit mehr Druck, verschwindet er.

¹⁸ Meiner Interpretation nach ist hiermit gemeint, dass das Herzblut im Mangel ist und das Herz nicht ausfüllen kann.

¹⁹ Von den Symptomen her, wäre es logisch, den *leeren* Puls hier an der Chi-Position zu fühlen. Der Name "Tor des Geistes" verweist jedoch auf den Akupunkturpunkt *Shenmen* - Herz 7.

²⁰ An dieser Stelle verweist Li Shi Zhen meiner Meinung nach auf die sogenannte *Cheng-Qi-Tang*-Methode zur

Behandlung von *Yang-Ming*-Syndromen nach der Lehre des *Shang Han Lun.* Dieses Syndrom ist gekennzeichnet durch einen vollen Puls, starkes Schwitzen, starken Durst und starke Hitze (Fieber). Es gibt nach Zhang Zhong Jing drei *Cheng-Qi-Tang* Variationen:

1. Xiao Cheng Qi Tang
2. Da Cheng Qi Tang
3. Tiao Wei Cheng Qi Tang

Sie alle beruhen in ihrer Wirkung hauptsächlich auf der Hitze klärenden und abführenden Rhababerwurzel - *Da Huang.* Hitze wird hier durch den Stuhlgang ausgeleitet.

[21] 不通 = "...der Fluss ist erlahmt." Wörtlich bedeutet *bu tong :* "kein Durchkommen" oder "keine Verbindung" oder "nicht durchlässig sein" oder "nirgendwohin führen".

[22] Dies bedeutet, dass in den drei Frühlingsmonaten (wahrscheinlich März, April, Juni) bei diesem Pulsbild Infektionen oder andere pathologische Einflüsse auf uns einwirken.

[23] Im Sommer ist dieser Puls zu erwarten, ohne eine Pathologie anzuzeigen.

[24] An dieser Stelle sind beide genannten Übersetzungen möglich. Die Rezeptur *Sheng Yang San Huo Tang* klärt die Oberfläche bei eingedrungener Wind-Hitze, wie z.B. bei Masern, Diphterie, Tonsillitiden. Die Quelle der Rezeptur ist das *Nei Wai Shang Bian Huo Lun* von *Li Dong Yuan*.
Die Rezetur ist wie folgt zusammen gesetzt:
sheng ma 10 g
ge gen 15 g
du huo 8 g
jiang huo 8 g
bai shao 10 g
ren shen 5 g
chai hu 5 g
zhi gan cao 4 g
sheng gan cao 3 g
fang feng 6 g
sheng jiang, 2 Scheiben
da zao, 3 Stück

[25] Hier ist wahrscheinlich jeglicher pathologischer Ausfluss aus der Vagina, Harnröhre, After, Nase etc. gemeint.

[26] Dies bedeutet, dass der Puls mal zu spüren ist, dann wieder nicht. Er ist "flüchtig" spürbar.

[27] Wörtlich übersetzt, heisst es hier *"...die Festigkeit zu unterscheiden."* Meiner Meinung nach geht es um die Fülle des Pulses, die mit einer höheren Festigkeit einhergeht. Der *feine* Puls ist etwas voller als der *zarte* und ist durchgängig spürbar.

[28] *"Übel durch Kälte"* kann auch mit *"Kälteabneigung"* übersetzt werden.

[29] Hiermit ist Überarbeitung gemeint.

[30] Mit *Dai Xia* ,übersetzt: *"Unterhalb des Gürtels"*, sind gynäkologische Erkrankungen, welche mit vaginalem Ausfluss einhergehen, gemeint.

[31] *"Lähmung durch Wind"* beinhaltet auch Epilepsie. *"Auswurf von kaltem Schleim"* kann auch Erbrechen bedeuten.

[32] *"Ben Tun"* : *Das Rennende-Ferkel-Syndrom* Beschreibt das subjektive Empfinden des Patienten, dass Hitze vom Unterleib bis in den Hals oder Kopf unkontrolliert aufsteigt. Ist meist durch Leere-Hitze bedingt, also einen Yin-Mangel mit aufsteigendem Yang.

[33] Vier Pulsschläge kommen auf einen Atemzug.

[34] "*Zheng Qi*": Das "*aufrechte Qi*", der physiologische, kraftvolle Qi-Fluss des gesunden Menschen.

[35] "*Wei Jia*": die *Magen-Familie* umfasst die Gesamtheit der an der Verdauung beteiligten Organsysteme. Man könnte es im *fünf Phasen*-Sinne wohl auch mit der *Erde* gleichsetzen. Diese Zeile sagt also aus, dass die Verdauung schwächer wird.

[36] In dieser Zeile wird wieder der Begriff "*Tor des Geistes*" verwendet. Siehe hierzu Fußnote 19. Es mag sein, dass Li Shi Zhen diesen Namen stellvertretend für die Chi-Position verwendet.

[37] Der hier beschriebene Symptomkomplex mit wechselnder Kälte und Hitzeempfindung entspricht dem *Shaoyang*-Syndrom aus *Zhang Zhong Jing's Shang Han Lun.*

[38] *Ban Chan* heisst wörtlich übersetzt "halbes Gebären". Dies bedeutet, eine Fehlgeburt zu erleiden.

[39] gemeint sind hier der *Frühligszwiebelhalm-* und der *saitenförmige* Puls.

[40] Der *lederne* Puls ist oberflächlich spürbar, nicht in der Tiefe.

[41] Anmerkungen dieser Art sind in klassischen Werken häufig zu finden. Dies hat damit zu tun, dass im alten China häufig der Arzt für den negativen Ausgang einer Behandlung zur Rechenschaft gezogen wurde. Hierbei war es unerheblich, ob er tatsächlich einen Fehler begangen hatte oder der Zustand des Patienten keine Besserung zuließ. Er musste also bereits am Beginn einer Behandlung möglichst genau wissen, ob er dem Patienten wirklich helfen konnte, wollte er kein Risiko bzgl. des eigenen Rufes und damit der eigenen Existenz eingehen.

[42] Hier ist gemeint, dass der *zarte* und der *feine* Puls sich ähneln.

[43] Als "Meer des Markes" werden Hirn und Rückenmark bezeichnet.

[44] Dan Tian: Wichtiges Energiezentrum etwa zwei fingerbreit unterhalb des Nabels.

[45] "Das Yang verfängt sich im Yin" ist auch eine mögliche Übersetzung.

[46] Diese Stelle ist im Chinesischen ein Imperativ: "Behandle früh!"

[47] Die letzte Zeile "...zu heilen" ist von mir ergänzt worden und steht nicht im Chinesischen Text. Meiner Meinung nach ist es aber die sinnvolle Vervollkommnung, da ohne diesen Zusatz kein sinnvoller, klinisch korrekter deutscher Satz entsteht.

[48] Mit "...beide Teile..." sind, meiner Meinung nach, Yin und Yang gemeint. In der Zeile darunter kann "nähren" auch mit "schieben" oder "voranbringen" übersetzt werden.

[49] Die sogenannte Wanderseele "Hun" residiert in der Leber und reguliert die langfristige Planungsfähigkeit und Kreativität.

[50] An dieser Stelle ist, meiner Meinungs nach, gemeint, dass der *feine* Puls kontinuierlich spürbar ist, in Abgrenzung zum *zarten* Puls.

[51] "Jungen" im Sinne von jung, jugendlich.

[52] Die sieben Regungen oder sieben Emotionen der Chinesischen Medizin: Freude, Sorge, Wut, Nachdenklichkeit, Trauer, Angst und Schreck.

[53] An dieser Stelle sind mehrere Übersetzungen möglich. Das " 厥 *Jue*" kann als "Ohnmächtig werden" oder als Abkürzung für die "*Jue-Yin*"-Schicht des Shang Han Lun

übersetzt werden. "逆 Ni" bedeutet alleine Rebellion oder Gegenläufigkeit. Da es bei einem *Jue-Yin*-Syndrom häufig zu Qi-Gegenläufigkeiten kommt, ist auch eine gemeinsame Übersetzung möglich. Das Großartige am Chinesischen ist, dass Li Shi Zhen möglicherweise jede dieser Möglichkeiten im Sinn hatte.

[54] Ich denke, die wahrscheinlichste Deutung dieser Zeile ist, dass die Nahrung über Nacht nicht verdaut werden kann, und somit der morgendliche Stuhlgang ausbleibt. Eine andere Möglichkeit ist, dass Nachts keine
Nahrungsaufnahme möglich ist.

[55] Hiermit ist wohl das Öffnen der Oberfläche, also der Poren mittels Schwitzen, zum Entlassen von eingeschlossener Kälte gemeint. In der Shang Han Lun Lehre werden hierfür Kräuter wie *Ma Huang*, Herba Ephedra, und *Gui Zhi*, Ramulus Cinnamomi benutzt.
[56] Das Gefühl, dass Energie im Körper aufsteigt. Evtl. ist hier auch wieder das "Rennende Ferkel"-Syndrom gemeint.

[57] Dies bedeutet, dass bei diesem Puls an der Cun- und Chi-Position nichts zu fühlen ist.

⁵⁸ Ich vermute, dass dieser Absatz prognostisch gemeint ist. Zittert der Puls, so deutet dies auf Leere hin, wahrscheinlich Leere des Yin, wie es später im Krankheits-Abschnitt erwähnt wird. Ist der Puls jedoch ruhig, so "siegt" der Patient, die Leere ist also nicht da, möglicherweise ist hier das Krankheitsgeschehen eher akut und daher schnell vorübergehend. Oder aber es ist gemeint, dass der Puls, sofern er ruhig ist, gar keine pathologische Bedeutung hat.

⁵⁹ Wahrscheinlich ist hier Leere-Hitze gemeint, also ein pathologisches Aufflammen von Hitze (Yang) aufgrund eines Yin-Mangels.

⁶⁰ Ich konnte nicht zweifelsfrei herausfinden, welche fünf Gründe Li Shi Zhen beim hier im Sinn hatte. Entweder er meint fünf mögliche Ursachen für die zu behandelnde Hitze: z.B. Umwandlung von Kälte bei eingedrungenem Wind, innere Qi-Stagnation, Schleim-Stagnation, emotionale Aufstauung insb. von Wut, Eindringen von Toxinen.
Oder er meinte, dass es fünf Gründe gibt, die Hitze vorrangig zu behandeln. Leider geht er auf diese These hier nicht näher ein.

⁶¹ *Du* bedeutet übersetzt Toxin oder Gift. In der chinesischen Medizin wird dieser Begriff über die

Jahrtausende sehr unterschiedlich verwendet. Ganz allgemein bedeutet er "schädlicher Einfluss". In diesem Kontext würde ich ihn am ehesten mit "Eiter" gleichsetzen. Der Begriff geht auch häufig mit einer infektiösen Tendenz einher.

[62] Diese Aussage bezieht sich auf die Geschwindigkeit des Pulses. *Entspannt* entspricht 4 Schlägen pro Atemzug des Therapeuten, *träge* bedeutet noch langsamer. Es handelt sich bei diesem Puls also immer um einen eher langsamen Puls.

[63] Auch möglich: *Gefrieren* oder *Gerinnen*.

[64] Dies bedeutet, dass es sich bei diesem Befund, auch bei sonst gesunden Patienten, um einen möglicherweise lebensbedrohlichen Zustand handelt. Patienten mit diesem Puls sind daher möglichst rasch an einen Kardiologen zu überweisen, sofern Herzerkrankungen nicht ohnehin bereits bekannt und in Behandlung sind.

[65] Ich interpretiere dieses Bild so:
Ein altersschwacher Mensch muss alle drei Schritte stehen bleiben, weil dann seine Kräfte aufgezehrt sind. Er wartet einen Moment, sammelt seine Kraft und kann dann wieder drei Schritte tun.
Da das Gehen alle seine Kraft erfordert,

kehrt die Pause in regelmäßigen Abständen wieder, anders als beim *knotigen* oder *drängendem* Puls, bei denen andere Pathologien zugrunde liegen.

[66] Dies ist als prognostische Einschätzung zur damaligen Zeit zu sehen. Heutzutage ist die moderne Medizin natürlich auch im Falle eines *periodischen* Pulses in der Lage, etwas für den Patienten zu tun, z.B. Herzschrittmacher-Therapie.

[67] Das Bild des *brechenden Fundamentes* weist meiner Meinung nach auf ein Zusammenbrechen der Nieren hin, da diese mit ihrer Speicherfähigkeit der Essenz (*Jing*) und der Freisetzung des Ursprungs-Qi (*Yuan Qi*) das Fundament von Yin und Yang im Körper bilden. Sie sind die Quelle des sogenannten vorgeburtlichen Qi. Mit *Palast der Mitte* sind Milz und Magen gemeint, welche, gemeinsam mit der Lunge, die sog. nachgeburtliche Quelle für Qi repräsentieren.

TEIL 2

DIE VIER-SILBEN-GEDICHTE

四言举要

Die gesammelte Essenz in vier Silben

von
Cui Jia Yan

editiert von
Li Yan Wen

Einleitung

Dies ist der historisch gesehen erste, man könnte sagen, der klassische Teil des *Bin Hu Mai Xue*. Er wurde über eintausend Jahre vor *Li Shi Zhens* zweitem Teil durch *Cui Jia Yan* verfasst und ist von *Li Shi Zhens* Vater *Li Yan Wen* neu editiert worden.

O.g. historische Beschreibung basiert auf der Beschreibung von Bob Flaws. Laut Udo Lorenzen entstand der zugrunde liegende Text des zweiten Teils um 1100 n. Ch., also „nur" etwa 400 Jahre vor *Li Shi Zhen*.

Li Shi Zhen zieht offensichtlich viel von seinem Wissen über die Pulse aus diesem ersten Teil und fasst in seinen siebenundzwanzig Pulsen dessen Erkenntnisse bündig zusammen.

Jedoch beinhaltet der ältere Teil noch wesentlich mehr Informationen. Auch wird eine teils andere Sprache verwendet, was die Übersetzung zusätzlich herausfordernd machte. Pulsformen wie groß (大) und jagend (疾) werden verwendet, welche von Li Shi Zhen gar nicht, oder nur erwähnt werden, um andere Pulse zu beschreiben. Ich gehe in Fußnoten auf die möglichen Bedeutungen näher ein.

Im klassischen Teil finden auch die Pulse von Schwangeren und Kleinkindern Platz, einige der zehn außergewöhnlichen Pulse tauchen auf und es gibt viele nützliche Hinweise zur Prognose bei verschiedenen

Erkrankungen.

Viel Freude bei der Lektüre

—

DIE MERIDIANE UND DAS QI

经脉与脉气

脉乃血脉，气血之先，血之隧道，气息应焉。

其象法地，血之府也，心之合也，皮之部也。

资始于肾，资生于胃，阳中之阴，本乎营卫。

营者阴血，卫者阳气，营行脉中，卫行脉外。

脉不自行，随气而至，气动脉应，阴阳之义。

气如橐龠，血如波澜，血脉气息，上下循环。

Die Meridiane sind die Blutgefäße,
Qi und Blut entspringen dort,
Für das Blut sind sie die Tunnel,
Der Qi-Atmung geben sie Antwort.[1]

Ihre Form entspricht der Erde,
sind die Residenz des Bluts,
und das Herz macht sie komplett,
und die Haut, sie ist ihr Ort.

Ihre Versorgung beginnt in den Nieren,
am Leben erhält sie der Magen,
sie sind das Yin enthalten im Yang,
die Wurzel von Ying und Wei.[2]

Das Ying umfasst das Yin und Blut,
Das Wei umfasst das Yang und Qi,
Das Ying zirkuliert innerhalb der Gefäße,
Das Yang außerhalb von ihnen.

Der Puls bewegt sich nicht von selbst,
er folgt dem Qi und kommt an,
das Qi bewegt, der Puls antwortet,
rechtschaffen sind Yin und Yang.

 Qi ist wie das Spiel der Flöte,
Blut ist wie große Wellen,
Die Blutgefäße, die Atmung des Qi,
Nach oben wie unten, in Zirkulation.

十二经 中，皆有动脉，惟手太阴，寸口取决。

此经属肺，上系吭嗌，脉之大会，息之出入。

一呼一吸，四至为 息，日夜一万，三千五百。

一呼一吸，脉行六寸，日夜八百，十丈 为准。

Jeder der zwölf Meridiane
enthält bewegte Gefäße,
Aber nur am Tai Yin der Hand
am *Cunkou* sind alle zu finden.[3]

Jenes Gefäß gehört zur Lunge,
oben verbunden der Kehle,
alle Gefäße, sie treffen sich dort,
die Atmung tritt ein und aus.

Einatmen, Ausatmen,
Vier Schläge pro Zug,
tagsüber und nachts,
dreizehntausendfünfhundert Mal.[4]

Einatmen, Ausatmen,
der Puls fließt sechs *Cun*,
tagsüber und nachts,
achthundertzehn *Zhang*.[5]

二

KÖRPERREGIONEN UND DIAGNOSTIK

部位诊法

初持脉时，令仰其掌，掌后高骨，是谓关上。

关前为阳，关后为阴，阳寸阴尺，先后推寻。

心肝居左，肺脾居右，肾与肺门，居两尺部。

魂魄谷神，皆见寸口，左主司官，右主司府。

左大顺男，右大顺女，本命扶命，男左女右。

Zu Beginn drücke fest auf den Puls,
des Patienten Handfläche nach oben,
hinter der Hand, am knöchernen Vorsprung,
dies nennen wir die *Guan*-Position.

Vor der *Guan* ist Yang,
hinter *Guan* ist Yin,
Yang heißt *Cun*, Yin heißt *Chi*,
hintereinander wird untersucht.

Herz und Leber liegen links,
Lunge und Milz liegen rechts,
das Lebenstor und die Nieren
belegen die beiden *Chi*.

Hun, Po und der Gott der Ernte,
alle treffen sich am *Cunkou*.
Links beherbergt das Amt für Organe,
rechts beherbergt das Amt für den Handel.[6]

Groß auf der linken Seite ist wünschenswert beim
Mann.
Groß auf der rechten Seite ist wünschenswert bei
Frauen.
Die Wurzel des Lebens untermauert die
Lebensdauer.[7]
Links gehört zum Manne und rechts gehört zur
Frau.

大前一分，人命之上，左为人迎，右为气口。

神门决断，两在关后，人无二脉，病死不愈。

男女脉同，惟尺则异，阳弱阴盛，反此病至。

脉有七诊，曰浮中沉，上下左右，消息求寻。

又有九候，举按轻重，三部浮沉，各候五动。

(Wenn)der *große* (Puls) sich ein *Fen* bewegt,
das Leben des Menschen zum Guten steht,
auf der linken Seite stellen wir die Prognose,
auf der rechten Seite öffnet sich das Qi.

An den Toren des Geistes wird es entschieden,
wir finden sie hinter den beiden *Guan*,
wenn die Menschen nun die beiden Pulse
nicht zeigen,
dann sterben sie krank und werden nicht heilen.[8]

Die Pulse von Mann und Frau sind gleich,
nur die *Chi*-Position ist verschieden,
Das Yang ist schwach, das Yin floriert,
oder umgekehrt: Und Krankheit entsteht.[9]

Der Puls weist sieben Kriterien auf,
nämlich oberflächlich, mittig und tief,
oben und unten, rechts und links.
Informationen, nach denen wir streben.[10]

Auch besitzt er neun Zeichen,
hebe (die Finger) an, drücke fest,
mal leicht, mal schwer,
drei Postionen, oberflächlich oder tief,
und jeden für fünf Puls-Schläge.[11]

寸候胸上，关候膈下，尺候于脐，下至跟踝。

左脉候左，右脉候右，病随所在，不病者否。

Cun zeigt die Brust und darüber,
Guan zeigt was unter dem Zwerchfell,
Chi weist uns auf den Nabel, Abdomen,
und drunter bis Hacke und Knöchel.

Links offenbart die linke Seite,
Rechts offenbart die rechte Seite,
Bei Krankheit, folge der (Puls-) Position.
Keine Krankheit: auch keine Veränderung.[12]

三

DIE FÜNF ORGANE UND DER NORMALE PULS

五脏 平脉

浮为心肺，沉为肾肝，脾胃中州，浮沉之间。

心脉之浮，浮大而散；肺脉之浮，浮涩而短。

肝脉之沉，沉而弦长；肾脉之沉，沉实而濡；

脾胃属土，脉宜和缓，命为相火，左寸同断。

春弦夏洪，秋毛冬石；四季和缓，是谓平脉。

太过实强，病生于外，不及虚微，病生于内。

Oberflächlich-treibend sind die Lunge und das Herz,
versunken finden wir die Nieren und die Leber,
Milz und Magen sind in der Mitte zu finden,
zwischen oben und unten, oberflächlich und tief.

Der Herz-Puls *oberflächlich,*
oberflächlich, groß und zerstreut. [13]
Der Lungen-Puls *oberflächlich,*
oberflächlich, rau und kurz.

Der Leber-Puls ist *versunken,*
versunken, saitenförmig und lang.
Die Nieren-Pulse *versunken,*
versunken, voll und weich. [14]

Milz und Magen gehören zur mittleren Klasse,
der Puls hierzu schlägt harmonisch, *entspannt.*
Das Lebenstor zeigt sich im Minister-Feuer,
an der linken *Cun* wird dies beurteilt. [15]

Im Frühling *saitenförmig,* im Sommer *überflutend,*
Im Herbst *fein* wie Haar, im Winter wie ein Stein.
Während jeder Jahreszeit entspannt,
dies ist der normale Puls.

(Ist der Puls) viel zu *voll* und zu stark:
Krankheit verursacht Probleme im Außen.
Dies ist weniger schlimm als *leer, schwach, zart,*
diese bedeuten Probleme im Innern.

春得秋脉，死在金日，五脏准此，推之不失。

四时百病，胃气为本，脉贵有神，不可不审。

Im Frühling den Puls des Herbstes (gefühlt),
heißt der Tod kommt zur Zeit des Metalls.
Für jedes der Zang, dies so gilt,
Fühl es, übersehe es nicht!

Die hundert Erkrankungen der vier Gezeiten,
das Magen-Qi dient als Wurzel,
ein wertvoller Puls besitzt Geist,
Unterlasse es nie, zu forschen. [16]

四

GRUNDLEGENDES ZUR PULSDIFFERENZIERUNG

辨脉提纲

调停自气，呼吸定息，四至五至，平和之则。

三至为迟，迟则为冷；六至为数，数即热证。

转迟转冷，转数转热。迟数既明，浮沉当别。

浮沉迟 数，辨内外因。外因于天，内因于人。

天有阴阳，风雨晦冥，人喜怒忧，思悲恐惊。

外因之浮，则为表证，沉里迟阴，数则阳盛。

Harmonisiere und beruhige dein Qi,
stabile Atemzüge,
vier oder fünf Schläge (des Pulses),
die Norm ist entspannt und harmonisch.

Drei Schläge sind *langsam*,
und *langsam* heißt Kälte,
Sechs Schläge sind *schnell*,
und schnell bezeugt Hitze.

langsamer werdend, heißt kälter werdend,
schneller werdend, heißt heißer werdend
langsam und schnell erhellen schon viel.
Oberflächlich, Versunken? Ein anderer Unterschied.

Oberflächlich, versunken, langsam und schnell,
differenzieren den Grund, ob innen oder außen,
äußere Gründe, sie stammen vom Himmel,
innere Gründe, sie stammen vom Menschen.

Der Himmel verfügt über Yin und Yang,
Wind und Regen, Nacht und Düsternis,[17]
Der Mensch hat Freude, Wut und Sorge,
Grübelei und Trauer, Angst und Schreck.

Äußere Ursachen führen zum *Oberflächlichen*,
dies bedeutet eine äußere Erkrankung,
Versunken heißt innen, *langsam* heißt Yin,
schnell bedeutet Exzess im Yang.

内因之浮，虚风所为，沉气迟冷，数热何疑。

浮数表热，沉数里热，浮迟 表虚，沉迟冷结。

表里阴阳，风气冷热，辨内外因，脉证参别。

脉理浩繁，总括于四，既得提纲，引申触类。

Der *oberflächliche* (Puls) bei innerer Erkrankung,
entsteht durch Leere-Wind,
versunken heißt Qi ist langsam und kalt,
schnell heißt Hitze, wie könnte man irren?

Oberflächlich und *schnell*, heißt äußere Hitze,
Versunken und schnell, heißt innere Hitze,
oberflächlich und langsam, heißt äußere Leere,
versunken und langsam, heißt Kälte-Knoten.[18]

Innen und Außen, Yin und Yang,
Wind und Qi, Kälte und Hitze
differenziere interne und externe Gründe,
verstehe und unterscheide die Pulse und Zeichen.

Die Prinzipien der Pulslehre sind tief und zahlreich
und lassen sich in vier Kategorien ordnen,
erfassen wir schon einmal die Grundlagen
und erweitern uns dann um neue (Puls-) Arten.

五

DIE FORMEN UND MUSTER
ALLER PULSE

诸脉形态

浮脉法天，轻手可得，泛泛在上，如水漂木。

有力洪大，来盛去悠；无力虚大，迟而且柔。

虚甚则散，涣漫不收；有边无中，其名曰芤；

浮小为濡，绵浮水面；濡甚则微，不任寻按。

Der *Oberflächliche* entspricht dem Himmel,
mit leichter Hand, können wir ihn finden.
grob gesagt, liegt er oben auf,
so wie Treibholz auf dem Wasser.

Hat er auch Kraft, ist er *überflutend* , groß,
er kommt angefüllt und geht lang und verbraucht,[19]

Fehlt die Kraft, ist er *leer* und groß,
langsam und auch weich.

Besonders leer ist *zerstreut*,
schmelzend, überfließend und nicht zu fassen.

Gibt es Ränder, jedoch keine Mitte,
so heißt er Frühlingszwiebelhalm.

Oberflächlich und klein nennt man *weich*,
wie ein Faden, der auf dem Wasser schwimmt.

Extrem weich nennt man *zart*,
kann seine Stellung nicht halten,
wenn man sucht und drückt.

沉脉法地，近于筋骨，深深在下，沉极为伏。

有力为牢，实大弦长；牢甚则实，愊愊而强。

无力为 弱，柔小如绵；弱甚则细，如蛛丝然。

迟脉属阴，一息三至 ，小驶于迟 ，缓不及四。

二损一败 ，病不可治，两息夺精，脉已无气。

浮大虚散，或见芤革，浮小濡微，沉小细弱。

Der *versunkene* Puls entspricht der Erde,
nahe den Muskeln und Sehnen,
versunken, versunken, tief darunter,
extrem versunken heißt *verborgen.*

Hat dieser Kraft, so heißt er *gebunden,*
Der *volle* Puls ist groß, saitenförmig und lang,
der *Gebundene* ist im Ernstfall auch voll.
Schlagend, schlagend und stark.

Fehlt dem Puls die Kraft, so ist er *schwach,*
weich und klein, wie ein Faden,
sehr schwach nennt man wiederum *fein,*
wie ein hauchdünner Faden.

Der *langsame* Puls gehört zum Yin,
ein Atemzug, drei Schläge,
nur etwas schneller als *langsam*:
entspannt, erreicht keine vier.

Zwei oder weniger (Schläge), eine Niederlage,
Die Krankheit ist nicht zu heilen.
Zwei Atemzüge (per Schlag), geplünderte Essenz,
Dem Puls fehlt es schon an *Qi.*

Oberflächlich *und* groß: *leer oder zerstreut?*
vielleicht sehen wir auch *Frühlingszwiebel-,* oder
ledern? Oberflächlich und klein: *Nieselregen- oder
zart?* Tief und auch klein: *fein* oder *schwach?* [20]

迟细为涩，往来极难，易散一止，止而复还。

结则来缓，止而复来，代则来缓，止不能回。

数脉属阳，六至一息，七疾八极，九至为脱。

浮大者洪，沉大牢实；往来流利，是谓之滑。

有力为紧，弹如转索；数见寸口，有止为促。

Langsam und *fein* nennt man *rau*,
er kommt und geht extrem beschwerlich,
wechselt zwischen Zerstreuung und Stopp,
hört auf, doch bewegt sich dann wieder.

Der *knotige* Puls kommt *entspannt*,
stoppt, und bewegt sich dann wieder.
Der periodische Puls kommt entspannt,
stoppt, und schafft es nicht weiter. [21]

Der *schnelle* Puls gehört zum Yang,
sechs Schläge pro Atemzug,
sieben bedeutet Krankheit, acht ist extrem,
neun Schläge bedeuten die Flucht. [22]

Oberflächlich und groß nenn man überflutend,
Versunken, groß und fest, diesen nennt man voll.

Er kommt und geht, harmonisch und fließend,
diesen nennen wir den *feucht-gleitenden* Puls.

Hat er Kraft, so nennen wir ihn *straff*,
Kiesel-artig, schnippend, wie ein gedrilltes Seil,

Der schnelle Puls, am *Cunkou* erkannt, [23]
besitzt dieser Lücken, so nennen wir ihn
drängend.[24]

数见 关中，动脉可候，厥厥动摇，状如小豆。

长则气治，过于本位，长而端直，弦脉应指。

短则气病，不能满部，不见 于关，惟尺寸候。

Der schnelle Puls an der *Guan*-Position, [25]
wird als *aufgewühlt* erkannt.
Schaukelnd, tanzend, wackelnd, zitternd,
und wie eine Bohne geformt.

Beim *langen* Puls ist das Qi geordnet, [26]
geht über seinen Platz hinaus.

Lang nun und extrem gerade,
antwortet der *Saitenförmige*. [27]

Beim kurzen Puls ist das Qi erkrankt,
und er füllt nicht seinen Platz.
Man sieht ihn nicht an der *Guan*,
schaue nur an der *Chi* und der *Cun*.

六

DIE WICHTIGSTEN
ERKRANKUNGEN ZU ALLEN
PULSEN

诸脉主病

一脉一形，各有主病，数脉相兼，则见诸证。

浮脉主表，里必不足，有力风热，无力血弱。

浮迟风虚，浮数风热，浮紧风寒，浮缓风湿。

浮虚伤暑，浮芤失血，浮洪虚火，浮微劳极。

浮濡阴虚，浮散虚剧，浮弦痰饮，浮滑痰热。

Ein Puls, eine Form,
Jeder Puls hat seine Erkrankungen.
In Kombination mit dem *schnellen* Puls,
sehen wir mannigfaltige Ausprägungen:

Oberflächlich heißt hauptsächlich Außen,
das Innere muss hier leer sein,
hat der Puls auch Kraft ist es Wind mit Hitze,
ohne Kraft ist es Schwäche des Blutes.

Oberflächlich und *langsam*: Wind und Leere,
Oberflächlich und *schnell*: Wind und Hitze,
Oberflächlich und *straff*: Wind und Kälte,
Oberflächlich, entspannt: Wind und Feuchte.

Oberflächlich und *leer*: Sommerhitze-Verletzung,
Oberflächlich und Frühlingszwiebel: Verlust von Blut
Oberflächlich, überflutend: dies ist Leere-Hitze,
Oberflächlich und *zart*: extreme Erschöpfung.

Oberflächlich und *weich: Leere des Yin,*
Oberflächlich, zerstreut: ernsthafte Leere,
Oberflächlich, saitenförmig: Schleim und Feuchte,
Oberflächlich und feucht: dies ist Schleim-Hitze.

沉脉主里，主寒主积，有力痰食，无力气郁。

沉迟虚寒，沉数热伏，沉紧冷痛，沉缓水蓄。

沉牢痼冷，沉实热极，沉弱阴虚，沉细痹湿。

沉弦饮痛，沉滑宿食，沉伏吐利，阴毒聚积。

迟脉主脏，阳气伏潜，有力为痛，无力虚寒。

数脉主腑，主吐主狂，有力为热，无力为疮。

Der *versunkene* Puls weist meist nach innen,
hauptsächlich Kälte, hauptsächlich Massen,
besitzt er Kraft, ist es schleimige Nahrung,
fehlt es an Kraft: Depression des Qi.

Versunken und *langsam*: Leere-Kälte.
Versunken und *schnell*: Versteckte Hitze.
Versunken und *straff*: Kalter Schmerz.
Versunken, entspannt: Wasser-Ansammlung.

Versunken, gebunden: Widerspenstige Kälte.
Versunken und *voll*: Extreme Hitze.
Versunken und *schwach*: Leere des Yin.
Versunken und *fein*: Feuchtigkeits-Bi.

Versunken und *saitenförmig*: Feuchter Schmerz.
Versunken und *feucht*: stehende Nahrung.[28]
Versunken, verborgen: Erbrechen und Durchfluss,[29]
Yin-Toxine bauen sich auf.

Der *langsame* Puls: Hauptsächlich die *Zang*.[30]
Das *Yang-Qi* liegt verborgen, versteckt.
Besitzt er auch Kraft, bedeutet dies Schmerz,
fehlt es an Kraft, ist dies Leere-Kälte.

Der *schnelle* Puls: Hauptsächlich die *Fu*.[30]
Hauptsächlich Erbrechen, hauptsächlich verrückt.[31]
Besitzt er Kraft, ist es Hitze.
fehlt die Kraft, sind es Geschwüre.[32]

滑脉主痰，或伤于食，下为蓄血，上为吐逆。

涩脉少血，或中寒湿，反胃结肠，自汗厥逆。

弦脉主饮，病属胆肝，弦数多热，弦迟多寒。

浮弦支饮，沉弦悬饮，阳弦头痛，阴弦腹痛。

紧脉主寒，又主诸痛，浮紧表寒，沉紧里痛。

长脉气平，短脉气病，细则气少，大则病进。

Der *feucht-gleitende* Puls: Meist Schleim,
oder ein Schaden durch Nahrung.
Unten bedeutet er Blutansammlung,
Oben Erbrechen und Gegenfluss.

Der *raue* Puls, das Blut ist leer,
oder Kälte und Feuchte im Zentrum,
Bauchbeschwerden, verknotete Därme,
spontane Schweiße, verkehrter Fluss.[33]

Der *saitenförmige* Puls: Hauptsächlich Schleim,
und Leiden von Gallenblase und Leber,
saitenförmig und schnell: viel Hitze,
saitenförmig und langsam: viel Kälte.

O*berflächlich*, s*aitenförmig* : Schleim in den Ästen,
versunken, *saitenförmig*: fest-hängender Schleim,
Im Yang *saitenförmig*: Schmerzen im Kopf,
Im Yin *saitenförmig*: Schmerzen im Bauch.[34]

Der *straffe* Puls zeigt hauptsächlich Kälte,
und hauptsächlich auch auf Schmerzen,
oberflächlich und *straff* weist auf äußere Kälte,
versunken und *straff* auf Schmerzen im Innern.

Der *lange* Puls zeigt, das Qi ist im Einklang,
der *kurze* Puls zeigt, das Qi ist erkrankt,
der feine Puls zeigt, das Qi ist spärlich,
ist der Puls aber groß, schreitet Krankheit voran.

浮长风痫，沉短宿食，血虚脉虚，气实脉实。

洪脉为热，其阴则虚。细脉为湿，其血则虚。

缓大者风，缓细者湿，缓涩血少，缓滑内热。

濡小阴虚，弱小阳竭，阳竭恶寒，阴虚发热。

阳微恶寒，阴微发热，男微虚损，女微泻血。

阳动汗出，阴动发热，为痛为惊，崩中失血。

Oberflächlich und *lang*: Wind-Epilepsie
versunken und *kurz*: verweilende Nahrung,[35]
Leere des Blutes führt zum *leeren* Puls,
eine Fülle des Qi führt zum *vollen* Puls.

Überflutend weist auf Hitze
und sein Yin ist erschöpft,
der feine weist auf Feuchtigkeit,
und sein Blut ist erschöpft.

Entspannt und groß weist auf Wind,
entspannt und *fein* weist auf Feuchte,
entspannt und rau: Das Blut ist leer,
entspannt und *feucht-gleitend* heißt Innere Hitze.

Nieselregen und klein: Leere des Yin,
schwach und klein: Erschöpfung des Yang,
Auf Yang-Erschöpfung (folgen) Kälte-Schäden.
Auf Yin-Leere folgt Hitze.

Zart im Yang: bösartige Kälte,
Zart im Yin: ausstrahlende Hitze,
Zart beim Mann: verzehrende Krankheit,[36]
Zart bei der Frau: Ausfluss von Blut.

Ist das Yang aufgewühlt, dann schwitzen wir,
ist das Yin aufgewühlt, emittieren wir Hitze,
(egal ob) aufgrund von Schmerz oder Schock,
oder Überfließen oder aufgrund von Blutungen.

虚寒相搏，其名为革，男子失精，女子失血。

阳盛则促，肺痈阳毒，阴盛则结，疝瘕积郁。

代则气衰，或泄脓血，伤寒心悸，女胎三月。

Wenn Leere und Kälte miteinander kämpfen,
so nennen wir (den Puls) *ledern*.
Männer verlieren Essenzen,
Frauen verlieren ihr Blut.

Ein Exzess des Yang führt zum *drängenden* Puls,
Lungen-Abszessen und Yang-Toxinen,
Exzesse des Yin, diese führen zu Massen,
Vorfälle, Ansammlungen, Verdichtungen,
Depression.

Der *periodische* Puls weist auf schwindendes Qi,
vielleicht auch auf Ausfluss von Eiter und Blut,
Schaden durch Kälte, Herz-Palpitationen,
oder schwangere Frauen, im dritten Monat.

七

PULSBILDER ZU VERSCHIEDENSTEN ERKRANKUNGEN

杂病脉象

脉之主病，有宜不宜，阴阳顺逆，凶吉可推。

中风浮缓，急实则忌，浮滑中痰，沉迟中气。

尸厥沉滑，卒不知人，入脏身冷，入腑身温。

风伤于卫，浮缓有汗；寒伤于营，浮紧无汗。

暑伤于气，脉虚身热；湿伤于血，脉缓细涩。

Die Pulse und ihre Krankheiten:
Sie können einander angemessen sein, oder nicht.
Yin und Yang können im Fluss oder Gegenfluss sein,
günstig oder nicht, dies gilt es zu ergründen.

Beim Wind-Schlag ist der Puls *oberflächlich,
entspannt*,
ist er jedoch *voll*, Gefahr! Tritt zurück,[37]
oberflächlich, feucht-gleitend: Schleim-Schlag,[38]
versunken und langsam: Qi-Schlag[39]

Tod-ähnliche Umkehr: *versunken, feucht-gleitend*,
erkennt plötzlich niemanden mehr.[40]
stürmt sie die Zang, erkaltet der Körper,
stürmt sie die Fu, wird der Körper warm.

Wenn der Wind das Wei-Qi verletzt,
Oberflächlich und *entspannt*, es gibt Schweiß.
Wenn Kälte jedoch das Ying-Qi verletzt,
oberflächlich und *straff* und wir haben keinen
Schweiß.

Wenn Sommerhitze das Qi verletzt,
so ist der Puls *leer* und der Körper ist warm,
Wenn Feuchtigkeit das Blut verletzt,
so ist der Puls *entspannt, fein* und *rau*.

伤寒热病，脉喜浮洪，沉微涩小，证反必凶。

汗后脉静，身凉则安，汗后脉躁，热甚必难。

阳病见阴，病必危殆，阴病见阳，虽困无害。

上不至关，阴气已绝。下不至关，阳气已竭。

代脉止歇，脏绝倾危。散脉无根，形损难医。

Bei Schaden durch Kälte/Hitze-Krankheit
neigt der Puls zu *oberflächlich* und *überflutend*.
Ist er jedoch versunken, zart, rau oder klein,
ist dies gegenläufig und mit Sicherheit bedrohlich.

Ist nach dem Schwitzen der Puls ruhig
und der Körper kühl, dann folgt der Frieden.
Ist nach dem Schwitzen der Puls ruhelos,
ist die Hitze extrem, (die Behandlung) sicher
schwer.

Yang-Erkrankungen im Yin,
diese sind echt gefährlich!
Yin-Erkrankungen im Yang,
auch wenn erkrankt, diese sind harmlos.

Erreicht der Puls bei ersterer nicht die *Guan*,
ist das Yin-Qi schon erschöpft,
erreicht er bei letzterer nicht die *Guan*,
ist das Yang-Qi schon erschöpft.

Der periodische Puls stoppt, ruht sich aus,
die Zang sind erschöpft, drohen zu erliegen.
Der raue Puls ist ohne Wurzel,
der Körper nimmt Schaden, ist schwer
zu behandeln.

饮食内伤，气口急滑，劳倦内伤，脾脉大弱。

欲知是气，下手脉沉，沉极则伏，涩弱久深。

火郁多沉，滑痰紧食，气涩血芤，数火细湿。

滑主多痰，弦主留饮。热则滑数，寒则弦紧。

浮滑兼风，沉滑兼气，食伤短疾，湿留濡细。

Wenn Getränke und Nahrung das Innere verletzen,
ist der Qi-Mund angespannt und *feucht-gleitend*,[41]
Wenn Erschöpfung durch Anstrengungen dies tun,
ist der Milz-Puls groß und *schwach*.

Das Qi des nach Wissen strebenden:[42]
Unter der Hand der Puls ist *versunken*.
Extrem versunken nennt man verborgen,
rau und *schwach* und anhaltend *tief*.

Unterdrücktes Feuer ist meistens *versunken*,
feucht-gleitend heißt Schleim, *straff* heißt Nahrung,
Qi ist rau, Blut ist Frühlingszwiebelhalm,
schnell ist Feuer, *fein* ist Feuchtigkeit.

Feucht-gleitend heißt hauptsächlich Schleim,
Saitenförmig: Ödeme, festsitzendes Wasser,
Hitze macht feucht-gleitend und schnell,
Kälte: saitenförmig und straff.

Oberflächlich und feucht-gleitend zugleich
bedeuten Wind.
versunken und feucht-gleitend zugleich
bedeuten Qi.
Verletzung durch Nahrung: *kurz* und energisch.
Verharrende Feuchte: treibend-weich und *fein*.

疟脉自弦，弦数者热，弦迟者寒，代散者折。

泄泻下痢，沉小滑弱；实大浮洪，发热则恶。

呕吐反胃，浮滑者昌，弦数紧涩，结肠者亡。

霍乱之候，脉代勿讶；厥逆迟微，是则可怕。

咳嗽多浮，聚肺关胃；沉紧小危，浮濡易治。

Malaria und Wechselfieber: *saitenförmiger* Puls,
saitenförmig und schnell bedeutet Hitze,
saitenförmig und langsam: Kälte,
periodisch und *zerstreut*: Zusammenbruch.[43]

Durchfall und Dysenterie:
versunken, klein, feucht-gleitend und schwach.
Voll, groß, oberflächlich und überflutend:
Fieber und Hitzeausstrahlung führen ins Übel.

Erbrechen und Übelkeit, Magenprobleme,
Oberflächlich, feucht-gleitend: gute Prognose.
saitenförmig, schnell, straff und rau,
verknotete Därme, alles verloren.

Cholera-artige Krankheiten:
Periodischer Puls, das wundert uns nicht.
Gegenläufiger Fluss, *langsam* und *zart*,
dies ist wahrlich bedrohlich.

Husten zeigt sich meistens *oberflächlich*,
Ansammlungen in der Lunge blockieren den Magen,
versunken, straff, klein, Gefahr!
oberflächlich und *Nieselregen*: leicht zu behandeln.

喘急息肩，浮滑者顺；沉涩 肢寒，散脉逆证。

病热有火，洪数可医，沉微无火，无根者危。

骨蒸发热，脉数而虚，热而涩小，必殒其躯。

劳极诸虚，浮软微弱，土败双弦，火炎急数。

诸病失血，脉必见芤，缓小可喜，数大可忧。

瘀血内蓄，却宜牢大，沉小涩微，反成其害。

Keuchen und schnelles Atmen mit den Schultern,[44]
Oberflächlich und feucht-gleitend sind zu erwarten,
versunken und *rau*, die Gliedmaßen kalt,
zerstreuter Puls: ein schwieriger Fall.[45]

Bei Hitzeerkrankungen und vorhandenem Feuer,
überflutend und *schnell* können wir behandeln,
versunken und *zart* und ohne Feuer,
ohne Wurzel, bedeutet Gefahr!

Dampfende Knochen und Fieber,[46]
der Puls ist *schnell* und *leer*.
Hitze und ein *rauer* und *kleiner*,
dieser Körper muss fallen.[47]

Überarbeitung führt zum l*eeren*,
oberflächlichen, weichen, zarten und schwachen.
Bei besiegter Erde: *Saitenförmig*, beide,
bei Feuer, Entzündung: Eilig und *schnell*.

Alle Krankheiten mit Blutverlust,
der Puls entspricht der *Frühlingszwiebel*,
entspannt und klein ist günstig,
schnell und groß birgt Ungemach.

Wenn Blut sich im Inneren staut,
sollte der Puls trotzdem *gebunden* und groß sein,
versunken, klein, rau oder zart,
führen dagegen ins Unglück.

遗精白浊，微涩而弱，火盛阴虚，芤濡洪数。

三消之脉，浮大者生；细小微涩，形脱可惊。

小便淋闭，鼻头色黄，涩小无血，数大何妨。

大便燥结，须分气血，阳数而实，阴迟而涩。

癫乃重阴，狂乃重阳，浮洪吉兆，沉急凶殃，

痫脉宜虚，实急者恶，浮阳沉阴，滑痰数热。

Nächtlicher Erguss und weißer Ausfluss,[48]
zart, rau und auch schwach,
loderndes Feuer bei Yin-Defiziens,[49]
Frühlingszwiebel, Nieselregen, überflutend, schnell.

Die Pulse zu den drei Verschwendungen,[50]
oberflächlich und *groß* bedeuten Leben,
fein, klein, zart und rau,
der Körper verfällt, ein Grund für Angst.

Wenig Urin und blockierter Fluss,
der Kopf und die Nase sind gelb,
rau und *klein*, kein Blut ist vorhanden,
schnell und *groß*, wenn behindert, der Fluss.

Trockener, behinderter Stuhlgang,
unterscheide zwischen Qi und Blut,
Yang ist *schnell* und *voll*,
Yin ist *langsam* und *rau*.

Wahn (-Depression) ist schweres Yin,[51]
Manie ist schweres Yang,[31]
oberflächlich und *überflutend sind gute Omen,*
versunken, jagend sind Übel und Unglück.

Bei Epilepsien sollte der Puls *leer* sein,
voll und *jagend* ist böse,
oberflächlich ist Yang, versunken ist Yin,
feucht-gleitend ist Schleim, *schnell* ist Hitze.

喉痹之脉，数热迟寒。缠喉走马，微伏则难。

诸风眩晕，有火有痰，左涩死血，右大虚看。

头痛多弦，浮风紧寒，热洪湿细，缓滑厥痰。

气虚弦软，血虚微涩，肾厥弦坚，真痛短涩。

心腹之痛，其类有九，细迟从吉，浮大延久。

疝气弦急，积聚在里。牢急者生，弱急者死。

In Fällen blockierter Kehle ist der Puls:
Schnell bei Hitze, *langsam* bei Kälte.
Bei "gallopierendem Pferd"-Kehlen-Block,[52]
zart und *verborgen* bezeugen uns Unglück.

Aller Wind, Schwindel und Taumel,
mag Hitze sein oder Schleim,
An der linken *rau*: Das Blut ist gestaut.[53]
An der rechten *groß*, wir sehen hier Leere.

Kopfschmerzen sind meist *saitenförmig*,
oberflächlich: Wind. Straff: Kälte.
Hitze ist *überflutend*, Feuchtigkeit: *fein*,
entspannt, feucht-gleitend: Gegenläufiger Schleim.

Ein Mangel an Qi, *saitenförmig* und *sanft*,
Ein Mangel an Blut, *zart* und *rau*,
Nieren-Umkehr, *saitenförmig* und *hart*,[54]
wirklicher Schmerz ist *kurz* und *rau*.

Schmerzen des Herzens und des Bauches,
ihre Formen sind neun,
fein und *langsam* ist immer günstig,
oberflächlich und *groß* zieht sich lang hin.

Hernien und Durchbrüche: *Saitenförmig, jagend*,
Ansammlungen und Massen im Inneren:
Gebunden und *jagend* folgt Leben.
schwach und *jagend* folgt Tod.

腰痛之脉，多沉而弦，兼浮者风，兼紧者寒，

弦滑痰饮，濡细肾着，大乃肾虚，沉实闪肭。

脚气有四，迟寒数热，浮滑者风，濡细者湿。

痿病肺虚，脉多微缓，或涩或紧，或细或濡。

风寒湿气，合而为痹，浮涩而紧，三脉乃备。

五疸实热，脉必洪数；涩微属虚，切忌发渴。

Die Pulse bei Lumbago, unterem Rückenschmerz,
sind meist *versunken* und *saitenförmig,*
gleichzeitig oberflächlich ist Wind,
gleichzeitig straff entspricht Kälte.

Saitenförmig, Feucht-gleitend: Schleim, Feuchte.
Nieselregen und fein: Nieren-Steifigkeit.[55]
Groß heist Leere der Nieren.
Versunken und voll: Verstauchung und Prellung.[56]

Fuß-Qi besitzt vier Typen,[57]
langsam ist Kälte, schnell ist Hitze,
oberflächlich und feucht-gleitend ist Wind,
Nieselregen und *fein* ist Feuchte.

Verfalls-Krankheit und Lungen-Leere,[58]
der Puls ist meist *zart* und *entspannt,*
vielleicht auch *rau,* vielleicht auch *straff,*
vielleicht *Nieselregen,* vielleicht auch *fein.*

Wind und Kälte und Feuchtigkeits-Qi,
bilden gemeinsam Bi-Syndrome,
Oberflächlich, rau und straff,
drei Pulse mögen diese haben.

Die fünf Ikteri, Fülle-Hitze,[59]
die Pulse sind überflutend, schnell.
Rau und *zart* gehören zur Leere,
verhindere, dass sich Durst entwickelt![60]

脉得诸沉，责其有水；浮气与风，沉石或里，

沉数为阳，沉迟为阴；浮大出厄，虚小可惊。

胀满脉弦，土制于木；湿热数洪，阴寒迟弱；

浮为虚满，紧则中实；浮大可治，虚小危极。

五脏为积，六腑为聚，实强者生，沉细者死。

中恶腹胀，紧细者生，脉若浮大，邪气已深。

Alle Pulse welche *versunken* erscheinen,
ergründe, ob sie Wasser haben.[61]
Oberflächlich kommt Qi mit Wind.
Versunken kommt Steinartiges oder Inneres.[62]

Versunken und schnell ist Yang,
versunken und langsam Yin.
Oberflächlich und *groß* schafft Unheil,
leer und *klein* erschreckt.

Gebläht und voll, der Puls ist *saitenförmig*,
die Erde wird beeinflusst durchs Holz.
Feuchte-Hitze: *schnell* und *überflutend*,
Yin-Kälte: langsam und schwach.

Oberflächlich aufgrund von Leere und Fülle,
straff bei Fülle der Mitte.
Oberflächlich und *groß* kann man beherrschen,
leer und *klein* ist sehr gefährlich.

Bei Ansammlungen in den fünf Zang
und Akkumulationen in den sechs Fu,
voll und *stark* bedeutet Leben,
versunken und *fein* bedeutet Tod.

Bei Übeln der Mitte und Spannungs des Bauches,
straff und *fein* bedeutet Leben,
ist der Puls aber *oberflächlich* und *groß*,
sitzt das böse Qi schon tief.

痈疽浮散，恶寒发热，若有痛处，痈疽所发。

脉数发热，而痛者阳。不数不热，不疼阴疮。

未溃痈疽，不怕洪大，已溃痈疽，洪大可怕。

肺痈已成，寸数而实。肺痿之形，数而无力。

肺痈色白，脉宜短涩，不宜浮大，唾糊呕血。

肠痈实热，滑数可知，数而不热，关脉芤虚。

Ulcera,quellend oder flach:*Oberflächlich,zerstreut.*[63]
Kälte-Abneigung und Hitze-Austrahlung,
und Schmerzen an einem bestimmten Ort:
Hier brechen die Ulcera auf.

Ein schneller Puls und Hitze-Austrahlung,
und dazu Schmerzen: alles Yang.
Kein schneller Puls und keine Hitze,
keine Schmerzen: Yin-Geschwür.

Ungeöffnete Ulcera, ob quellend oder flach,
wenn *überflutend, groß*, fürchte dich nicht.
Bei schon eröffneten Ulcerationen:
Oberflächlich und *groß*, ein Grund zur Furcht.

Lungenabszess, schon voll entwickelt,
An der Cun: *Schnell* und *voll*,
Lungenatrophie , schon verkörpert,
schnell, jedoch ohne Kraft.

Lungenabszess, von weißer Farbe,[64]
der passende Puls ist *kurz* und *rau*,
unpassend dagegen: *Oberflächlich, groß*:
Zäher Speichel, Bluthusten oder -brechen.

Abszesse der Gedärme, dies ist Fülle-Hitze:
Feucht-gleitend und schnell, dies wisse.
Schnell, jedoch ohne Hitze dabei,
hier ist Guan-Puls *hohl* und *leer*.[65]

微涩而紧，未脓当下，紧数脓成，切不可下。

(Der Puls ist) *zart, rau* und *straff,*
kein Eiter, schnell behandeln!
Straff und *schnell*, Eiter ist gebildet,
dringend: Man darf nicht behandeln![66]

九

DIE PULSE VON FRAUEN UND KINDERN

妇儿脉法

妇人之脉，以血为本，血旺易胎，气旺难孕。

少阴动甚，谓之有子，尺脉滑利，妊娠可喜。

滑疾不散，胎必三月，但疾不散，五月可别。

左疾为男，右疾为女。女腹如箕，男腹如釜。

欲产之脉，其至离经，水下乃产，未下勿惊。

新产之脉，缓滑为吉，实大弦牢，有证则逆。

Bei den Pulsen von Frauen
nehme man Blut als die Wurzel.
Ist das Blut reichlich, so kommt das Kind leicht,
Ist das Qi reichlich, ist schwanger sein schwer.[67]

Ist das *Shao Yin* sehr *aufgewühlt*
so können wir von einer Schwangerschaft sprechen.
Der Puls an der Chi: *Feucht-gleitend* und *fließend*.
Diese Schwangerschaft ist froh!

Feucht-gleitend und jagend, nicht zerstreut:
der Fötus zählt drei Monate.
Nur *jagend* jedoch und nicht *zerstreut,*
jetzt zählt er schon ganze fünf.

Drängend auf der linken Seite, dies ist ein Junge.
Drängend auf der rechten Seite, die ist ein Mädchen.
Der Bauch beim Mädchen, wie ein runder Korb.
Der Bauch beim Jungen, wie ein Kessel.

Der Puls, wenn das Kind kommen möchte,
weicht vom normalen ab,
wenn das Wasser abgeht, geschieht die Geburt.
Geht kein Wasser ab, hab keine Angst.

Der Puls nach frischer Geburt,
entspannt und feucht-gleitend sind günstig.
Voll, groß, saitenförmig, gebunden,
dies sind Beweise, etwas geht fehl.

小儿之脉，七至为平，更察色证，与虎口纹。

Die Pulse von kleinen Kindern,
7 Schläge sind normal.
Achte jedoch mehr auf die Farbe und Symptome,
lies die Venen am Tiger-Mund.[68]

九

METHODIK ZUR UNTERSUCHUNG DER ACHT AUSSERORDENTLICHEN GEFÄSSE

奇经八脉诊法

奇经八脉，其诊又别。直上直下，浮则为督，

牢则为冲，紧则任脉。

寸左右弹，阳跷可决；尺左右弹，阴跷可别。

关左右弹，带脉当决。尺外斜上，至寸阴维；

尺内斜上，至寸阳维。

督脉为 病，脊强癫痫 ；任脉为病，七疝瘕坚。

Die acht außerordentlichen Gefäße,
ihre Untersuchung ist auch außerordentlich.
Immer auf und immer ab.[69]

Oberflächlich gehört zum Du-Mai.
Gebunden ist der Chong-Mai
und *straff* gehört zum *Ren-Mai.*

Am *Cun* beidseits schnippend,
oder so wie ein Kiesel,
den *Yang-Qiao-Mai*, so finden wir ihn.

Am *Chi* beidseits schnippend,
oder so wie ein Kiesel,
den *Yin-Qiao-Mai*, so erkennen wir diesen.

Am *Guan* beidseits schnippend,
oder so wie ein Kiesel,
der *Dai-Mai* muss es sein.

An der *Chi* kommt (der Puls) außen nach oben,
bis hin zur *Cun*, dies ist *Yin-Wei-Mai*.[70]
Kommt (der Puls) an der Chi innen nach oben,
bis hin zur *Cun*, dies ist *Yang-Wei-Mai*. [70]

Der *Du-Mai* birgt folgende Übel:
Steifheit des Rückrats und Epilepsie.
Der *Ren-Mai* birgt fogende Übel:
Die sieben Hernien und abdominale Tumoren.[71]

冲脉为病，逆气里急；带主带下，脐痛精失。

阳维寒热，目弦僵仆；阴维心痛，胸胁刺筑；

阳跷为病，阳缓阴急；阴跷为病，阴缓阳急。

癫痫瘛疭，寒热恍惚，八脉脉证，各有所属。

平人无脉，移于外络，兄位弟乘，阳溪列缺。

Der *Chong Mai* birgt folgende Übel:
Rebellierendes Qi und akutes Abdomen.

Der *Dai-Mai* birgt die *Dai-Xia*-Krankheit,
Schmerzen um den Nabel und Verlust von *Jing*.

Yang-Wei-Mai birgt Kälte und Hitze,
Augenlid-Ränder und Synkopen.[72]

Yin-Wei birgt Schmerzen des Herzens,
Stechen und Schlagen
in Brust und Rippenbögen.

Das *Yang-Qiao* ist krank:
das *Yang* ist entspannt, das *Yin* ist gespannt.

Das *Yin-Qiao* ist krank:
das *Yin* ist entpannt, gespannt ist das *Yang*.[73]

Wahn und Epilepsie, Spastiken und Schleim,
Kälte und Hitze, Delirium.[74]

Die Pulse der acht Gefäße,
haben alle ihre Zugehörigkeiten,
der gesunde Mensch zeigt diese nicht,
dies ändert sich in den äußeren Luo.[75]

Der Ältere sitz auf dem Thron,
der Jüngere profitiert,

Yang Xi, dies ist Dickdarm fünf,
Lie Que ist Lunge sieben.[76]

✝

DIE WAHREN ERSCHÖPFUNGSPULSE DER ZANG

真脏绝脉

病脉既明，吉凶当别。经脉之外，又有真脉。

肝绝之脉，循刃责责。心绝之脉，转 豆躁疾。
脾则雀啄，如屋之漏。如水之流，如杯之覆。

肺绝 如毛，无根萧索，麻子动摇，浮波之合。

肾脉将绝，至如省客。来如弹石，去如解索。

命脉将绝 ，虾游鱼翔。至如涌泉，绝在膀胱。

Die Pulse bei Krankheiten kennen wir jetzt,
sollten jetzt günstig von ungünstig unterschieden.
Es gibt die Meridiane und Pulse im Äußeren
und dann noch die wahren Pulse.

Der Puls bei Leber-Erschöpfung,
entspricht einer Klinge, *scharf* und *gespannt*.[77]
Der Puls bei Herz-Erschöpfung,
kommt wie eine Bohne, *unruhig*, *pressierend*.

Der Puls der Milz entspricht
dem Picken des Sperlings,
oder dem Tropfen bei undichtem Dach.
Wie Wasser das fließt, bei einem umgedrehten Glas.

Der Lungen-Erschöpfungspuls ist wie Haar,
ohne Wurzel, trostlos und öde.
Wie Hanfsamen geschüttelt, zerstreut,
wie auf einer brechenden Welle.[78]

Der Nierenpuls der erschöpft ist,
kommt wie ein besuchender Gast,
kommt wie ein Kieselstein
und geht wie ein gelöstes Seil.

Der Lebenspuls, der erschöpft ist,[79]
wie schwimmende Schrimps oder huschende
Fische. Er kommt wie die sprudelnde Quelle.
Erschöpfung zeigt sich in der Blase.[80]

真脉既形，胃已无气。参察色证，断之以臆。

Mit den wahren Pulsen endet die Form,[81]
der Magen ist schon ohne Qi,
verstehe, untersuche die Farben und Symptome,
dann kannst du sie gut erkennen.

ANMERKUNGEN ZUM ZWEITEN TEIL

[1] Dies besagt, dass der Blutfluss im Körper durch die Atmung angeregt wird. So wird bei beschleunigter Atmung der Puls beschleunigt. Außerdem werden in diesem Vers die Blutgefäße mit den Meridianen gleichgesetzt. Dies wird in späterer Zeit nicht mehr getan, jedoch ist die gegenseitige Beeinflussung so direkt und unmittelbar, dass eine funktionale Trennung meiner Meinung nach in der Tat nicht immer sinnvoll ist.

[2] *Ying* und *Wei* beschreiben zwei unterschiedliche Aspekte des *Qi* im menschlichen Körper. Das *Ying-Qi* zirkuliert im inneren des Körpers mit oder in dem Blut und nährt den Organismus. Das *Wei-Qi* dagegen zirkuliert an der Oberfläche, häufig beschrieben als "Raum zwischen Haut und Muskeln", und schützt den Körper vor schädlichen Äußeren Einflüssen.

³ *Cunkou* ("Cun-Mund") beschreibt die Hauptaststelle für den Puls über der Arteria Radialis am Unterarm, proximal des Daumenballens. Cun ist die gängige individuelle Maßeinheit, welche zur Bestimmung der Akupunkturpunkte angewendet wird. *TaiYin* beschreibt den Lungenmeridian (*TaiYin*-Meridian der Hand), auf welchem die Taststelle liegt.

⁴ D.h. am Tag schlägt der Puls 13.500 mal.

⁵ Ein *Zhang* entspricht nach Flaws drei einhalb Metern.

⁶ Dies soll m. M. n. besagen, dass links der Yin-Aspekt (also u.a. die substanziellen Organe) und rechts der Yang-Aspekt (also der "Handel" d.h. die Umwandlung und Bewegung von Qi) erfasst werden kann. Dieser und der folgende Absatz sind in der Übersetzung von Flaws nicht enthalten.

⁷ Ich denke, hier bezieht sich "Wurzel des Lebens" auf die Pulse an der *Chi*-Position, welche die Nieren, also den Sitz der Essenz und damit auch der Lebensdauer repräsentieren.

⁸ Hier wird der Zustand beschrieben, wenn beide *Chi*-Positionen ("hinter der *Guan*") nicht spürbar sind. Hier ist die Prognose sehr ungünstig. Siehe auch Anmerkung ⁷

⁹ Dies bedeutet, dass die Chi-Position beim Mann auf der linken, bei der Frau auf der rechten Seite stärker sein sollte. Anderes zeigt einen krankhaften Zustand an.

¹⁰ Wörtlich: Informationen/Neuigkeiten, bei denen wir uns danach sehnen, danach zu suchen.

¹¹ Dies bedeutet: Die drei Postionen (Chi, Guan, Cun) werden jeweils in den drei Tiefen (oberflächlich, mittig, tief) jeweils fünf Pulsschläge lang untersucht. Hieraus ergeben sich die "Neun Zeichen".

¹² Dies betont die Wichtigkeit der Pulsdiagnostik. Es wird absolut radikal bestimmt: Gibt es eine Krankheit, dann gibt es auch eine entsprechende Veränderung des Pulses an der entsprechenden Position. Und dieser Diagnose soll der Arzt dann entsprechend folgen.

¹³ Hier gibt es einen Widerspruch zu *Li Shi Zhens* Bewertung. Dieser schreibt zu dem zerstreuten Puls an der Herz-Postion, dass dieser für Palpitationen stehe. Möglicherweise gilt dies aber auch nur für einen zerstreuten Puls, wenn dieser nicht, wie hier beschrieben, gleichzeitig groß und oberflächlich ist.

¹⁴ Das hier als "weich" übersetzte *Ru* (濡), ist dasselbe *Ru*, wie beim *Ru-Mai*, dem Nieselregen-Puls. Eine direkte Zuordnung macht hier jedoch keinen Sinn, da der hier beschriebene Puls tief zu spüren sein soll und jener Puls ausschließlich oberflächlich. Das weich ist auch als eher feuchtes Gefühl zu verstehen. Diese Interpretation würde zur gängigen Lehrmeinung passen, das der gesunde Puls der Nieren sich anfühlt, wie ein Stein am Grund eines Flusses.

¹⁵ Hier wird das Wort *Ming* (命), wörtl. Leben oder Schicksahl, in Zusammenhang mit dem Minister-Feuer (Gallenblase/Dreifacher Erwärmer) gebracht. Dies ist wahrscheinlich so, weil es als Abkürzung für das Ming-Men, das Lebenstor, gebraucht wird. Das dort entspringende *Qi*, das sog. *Yuan-Qi* wird durch den Dreifachen Erwärmer im Körper verteilt.

¹⁶ Man kann die zweite Zeile unterschiedlich übersetzen: Entweder dient das Magen Qi **als** Wurzel, oder es dient **der** Wurzel. Das der Puls "Geist" besitzen soll, wird häufig so gedeutet, dass er regelmäßig schlagen sollte.

[17] Hier übersetzt Flaws "Dunkelheit und Helligkeit". Möglicherweise handelt es sich um einen Schreibfehler im Chinesischen, entweder in seiner Vorlage oder in meiner.

[18] Flaws übersetzt hier: "Kühlung und Verknotungen". Ich halte "kalte Knoten" für wahrscheinlicher, also Masse-Ansammlungen und Stagnationen vom Yin-Typ, also kalt. Es ist im Chinesischen auch immer möglich, dass beides gemeint ist.

[19] Das chinesische Wort *You* (悠) bedeutet soviel wie: "Über eine weite Strecke langsam schwächer werdend" oder "lang-ausgerollt", "weit hingestreckt".

[20] Hier wird die Wichtigkeit der Differentialdiagnostik betont, da sich die nacheinander aufgezählten Pulse stark ähneln. Eine genaue Unterscheidung der Details ist unerlässlich.

[21] Wörtl: "...kann nicht zurückkehren."

[22] Der Begriff *Tuo* (脱) bedeutet desertieren, fliehen oder abheben, und wird in der Fachliteratur dafür verwendet, die Flucht von Qi aus dem Blut zu beschreiben. Das Blut verliert seine Energie: Ein klinisch besorgniserregender Zustand.

²³ siehe Anmerkung ³

²⁴ mit *Lücken* sind hier Pausen im regelmäßigen (hier deutlich beschleunigten) Pulsschlag gemeint.

²⁵ Bei dem *aufgewühlten* Puls, wird der Puls **ausschließlich** an der Guan-Position gefühlt.

²⁶ Das Wort Zhi (治), welches ich hier als "geordnet" übersetzt habe, bedeutet auch *kontrollieren, behandeln, regieren* oder *bestrafen*. Flaws interpretiert hier "bestrafen", als Zeichen für Chaos im Körper. An anderer Stelle wird der lange Puls jedoch als Beispiel für einen geordneten Puls angeführt: "...das Qi ist im Einklang." (Teil 2, Kapitel 6: *Die wichtigsten Erkrankungen zu den Pulsen*, Absatz 17) Ich interpretiere es an dieser Stelle also dementsprechend. Ich denke auch, mit Blick auf die nächste Zeile, dass es an dieser Stelle eher um die Beschreibung der Pulsform geht, als um die klinische Einordnung.

²⁷ Hier wird nun der saitenförmige Puls beschrieben, ebenfalls als "lang" (s.o.) aber als Abgrenzung auch als "extrem gerade". Gemeint ist, dass sich der Puls anfühlt, wie ein gespannter Draht, eben extrem gerade, unter den Fingern.

²⁸ Mit "stehender Nahrung" ist eine Stagnation von Speisen im Verdauungstrakt gemeint, z.B. bei einer Nahrungsmittelvergiftung oder wenn man sich mit fetten Speisen überessen hat.

²⁹ "Durchfluss" - Li (利) bedeutet in diesem Kontext "ungehindert". Im medizinischen Kontext steht dies meist für den ungehinderten Fluss von Urin, evtl. auch Stuhlgang, also Inkontinenz und Durchfall.

³⁰ *Zang* bedeutet Speicherorgan. Gemeint sind die Yin-Organe des Körpers, in Abgrenzung zu den "Durchgangs"-Organen *Fu*, den Yang Organen.

³¹ Kuang (狂) bedeutet *verrückt*, aber auch *wild, ohne Begrenzung*. Daher sind wahrscheinlich die eher manischen, aktiven, Yang-artigen Verrücktheitszusände hier gemeint.

³² Chuang (疮) kann als Geschwür, Wunde, Schürfung oder Tumor übersetzt werden.

³³ Jue Ni (厥逆) bedeutet Gegenfluss oder Gegenläufigkeit.

Dies kann für Schwindel, Erbrechen, Husten, Bluthochdruck und noch viele weitere Symptome stehen, die sich durch ein gegenläufiges Qi, also den Fluss entgegen der natürlichen Richtung, auszeichnen. Der "Gegenläufige Fluss" beschreibt jedoch auch ein wichtiges Symptom von Jue Yin und Shao Yang Syndromen, bei dem durch einen blockierten Qi oder Blutfluss kalte Extremitäten, bzw. Füße und Hände entstehen. Hierfür wird auch der Begriff der "Gegenläufigen Kälte" gebraucht. Welche Bedeutungen hier inkludiert sind kann ich mit Sicherheit nicht sagen.

[34] An dieser Stelle können Yin und Yang unterschiedlich interpretiert werden. Flaws kommentiert, dass mit Yang die Cun-, und mit Yin die Chi-Pulstaststelle gemeint sind. Auch möglich ist, dass mit *Yang* der Puls der Rechten Hand und mit *Yin* der Puls der linken Hand gemeint sind. Auch möglich ist eine Interpretation gemäß der Tasttiefe: Yang-> eher oberflächlich, Yin -> eher tief.

[35] siehe Anmerkung [28]

[36] Der Begriff Xu Sun (虚🞂) beschreibt eine durch chronische Auszehrung gekenzeichnete Erkrankung, welche mit eingeschränkter Organfunktion und einem Mangel an Yang, Yin, Qi und Blut einhergeht. Auch: generelle Körperschwäche.

[37] siehe: Anmerkungen zum ersten Teil [41]

[38] *Zhong Tan* (中痰), hier als "Schleim-Schlag" übersetzt, beschreibt einen Zustand, bei dem der Patient aufgrund von Schleim eine plötzliche Ohnmacht erleidet. Es handet sich um eine Form des Schlaganfalls.

[39] *Zhong Qi* (中气), hier als "Qi-Schlag" übersetzt, beschreibt eine Art des Schlaganfalls.

[40] *Shi Jue* (尸厥), hier als "Todes-ähnliche Umkehr" übersetzt, beschreibt einen Zustand der Bewusstlosigkeit, bei dem die Atmung des Patienten sehr schwach und der Puls sehr dünn oder gar nicht mehr spürbar ist. Mögliche Ursachen sind (Gas-)Vergiftungen, Hirnerschütterungen oder Erstickungen.

[41] *Qi Kou* (气口), hier übersetzt als Qi-Mund, beschreibt die gängige Pulstaststelle über der radialen Arterie am Unterarm. Der Begriff *Cunkou* beschreibt die gleiche Stelle. (siehe [3])

[42] Gemeint ist jemand, der sich durch geistige Leistung überanstrengt hat. Schon im Altertum tauchte dieses Phänomen häufiger auf, wenn Prüflinge für die sehr umfangreichen staatlichen Examen gelernt haben.

⁴³ Das Wort Zhe bedeutet Umkehren oder Brechen. In diesem Kontext vermute ich, dass es für eine schlechte Prognose, den Zusammenbruch des Körper, also den Tod, steht.

⁴⁴ Unter "Atmung mit den Schultern" ist, denke ich, zu verstehen, dass die Atmung nur unter Zuhilfenahme der Atemhilfsmuskulatur möglich, also sehr schwer und mühsam ist.

⁴⁵ *Ni Zheng* (逆󰀀) bedeutet zusammen "Fall mit schlechter Prognose". Man könnte es aber auch einzelnd als "Fall der Gegenläufigkeit" übersetzen.

⁴⁶ Gu Zheng Fa Re (骨蒸󰀀 󰀀) ist ein Syndrom und kann im deutschen als "dampfende Knochen mit Fieber" übersetzt werden. *Fa Re* (发热) meint strengenommen jedoch jede Art von Hitzeaustrahlung des Körpers, auch wenn noch kein Fieber gemessen werden kann. Das o.g. Syndrom beschreibt eine Hitzesymptomatik aufgrund eines Yin-Mangels. Das Innere, also die "Knochen", sind erschöft und der Körper fängt an zu "dampfen", also Hitze auszustrahlen.

⁴⁷ wörtl.: "...sein Körper wird mit Sicherheit sterben."

⁴⁸ Nächtlicher Erguss meint die unwillkürliche Ejakulation in der Nacht, mit erotischen Träumen oder ohne. Weißer Ausfluss kann einfach weißlichen vaginalen Ausfluss bedeuten oder spezifischer Gonorrhoe, eine vaginale Infektion mit Gonokokken. ⁴⁹ Hier fehlen im Text die Präpositionen. Ich vermute, dass hier "loderndes Feuer *bei* Yin-Defiziens" gemeint ist, möglich wäre aber theoretisch auch: "loderndes Feuer *und* Yin-Defiziens" oder "loderndes Feuer, Yin-Defiziens".

⁵⁰ San Xiao (三消), wörtl.: drei Verschwindende. Dies ist laut Flaws ein Krankheitsbild, welches sich durch Auszehrung und Abmagerung sowie zunehmende Schwäche auszeichnet.
San (三) bezieht sich auf die drei Erwärmer, womit die Krankheit differenziert werden kann.
Heutzutage wird Diabetes hiermit assoziiert.

⁵¹ Dian (癲) bedeutet nach heutigen Wörterbüchern Verrückt, Wahnsinnig, Manisch. Jedoch wird hier eine Abgrenzung zu Kuang (狂) getroffen. Ersteres wird dem Yin, letzteres dem Yang zugeordnet. Ich vermute daher, dass Dian eher die Yin-artigen Wahnzustände wie Depression, Stupor, Katatonie etc. beschreibt. Zu Kuang siehe Anmerkung ³¹.

^{52} Der Begriff *Chan Hou Zou Ma* "gallopierendes Pferd Kehlen-Block" (缠喉走马) beschreibt laut Flaws eine plötzlich auftretende, heftige Blockade der Kehle, die meist durch gestaute Hitze im Leber-Milz Bereich ausgelöst wird.
^{53} *Si Xue* (死血) bedeutet wörtlich "totes Blut". Dies bedeutet in der Regel eine Stauung des Blutes. Evtl. wäre auch eine Interpretation als Blutmangel möglich.

^{54} *Shen Jue* (肾厥), wörtlich übersetzt Nieren-Gegenläufigkeit oder Nieren-Umkehr, beschreibt wahrscheinlich ein gegen die physiologische Richtung nach oben aufsteigendes Nieren-Qi.

^{55} *Shen Zhuo* (肾着) wörtlich: Nieren-Steifigkeit. Ein Syndrom der Niere, bei der kalte Feuchtigkeit den Nieren-Meridian attackiert und Kälte und ein Schweregefühl um die Taille verursacht.

^{56} *Shan Na* (闪肭) bedeutet direkt übersetzt "Verstauchter Muskel" oder "verstauchte Sehne".

⁵⁷ *Jiao Qi* (脚气), wörtlich Fuß-Qi, wird heute gleichgesetzt mit Beri Beri, einer durch Vitamin-B1 Mangelversorgung ausgelösten Schädigung des Nervensystems. Diese fiel früher vor allem wegen des unsicheren Gangs der Betroffenen auf. Es kann auch als Bezeichnung für Tinea Pedis, einen Pilzbefall der Füße verwendet worden sein.

⁵⁸ Wei Bing (痿症), hier als Verfalls-Krankheit übersetzt, beschreibt eine Krankheit, welche sich durch Muskelschwund und zunehmende Schwäche auszeichnet.

⁵⁹ *Wu Dan* (五疸), die 5 Arte von Gelbsucht. Nach dem *Jin Gui Yao Lue*:
-Gelbsucht
-Getreidegelbsucht
-Alkoholgelbsucht
-Wehengelbsucht
-Schwarzgelbsucht
Das *Bèi Jí Qiān Jīn Yào Fāng* nennt statt Schwarzgelbsucht - Gelber Schweiß.

⁶⁰ Hier könnte man auch übersetzen: "Wenn sich Durst entwickelt, solltest du dich fürchten." oder "Bei Entwicklung von Durst, weiche zurück!"

⁶¹ D.h. untersuche, ob Ödeme, innerlich oder äußerlich, vorliegen.

⁶² Stein oder Steinartig *Shi* (石) wird u.a. für Harnsteine verwendet: *Shi Lin* (石淋). Es könnten jedoch auch einfach harte, feste Masseansammlungen im Körperinneren gemeint sein.

⁶³ Yong Ju (痈疽), hier als Ulcera übersetzt bedarf genauerer Erläuterung. Yong bedeutet alleine Eiterbeule oder Furunkel, also nach außen gestülptes, entzündliches Geschwür. Ju steht dagegen für eine tiefliegende Entzündung, also ein Geschwür oder Abszess ohne Öffnung nach außen. Yong Ju steht demnach als Sammelbegriff für Geschwüre und Abszesse oberflächlich oder im Körperinneren liegend.

⁶⁴ Wahrscheinlich ist hier die Gesichtsfarbe gemeint, da ein blasses, also weißes Gesicht, häufig eine schwache Lunge anzeigt.

⁶⁵ Hier verwende ich das Wort *hohl* für den *Frühlingszwiebelartigen* Puls. Das Wort *kou* (孔) bedeutet beides gleichzeitig.

⁶⁶ Flaws übersetzt hier: "Man kann mit Sicherheit nicht behandeln" Es ist auch möglich, das wieder als Warnung für den Arzt zu verstehen. Siehe hierzu Anmerkungen zum ersten Teil [41].

⁶⁷ Dies bezieht sich darauf, dass bei Frauen der "Blut-Puls" auf der linken Seite stärker sein sollte als der "Qi-Puls" auf der rechten Seite, um eine Schwangerschaft zu ermöglichen. Ob sich diese Aussage nur auf das Schwanger-werden bezieht oder auch auf die gesamte Dauer der Schwangerschaft, ist nicht eindeutig erkennbar. Ich nehme jedoch beides an.

⁶⁸ Als das Tigermaul oder Tiger-Mund *Hu Kou* (虎口) wird die medial liegende Fingervene am Zeigefinger bei Kindern bezeichnet. Sie wird betrachtet und anhand von Färbung und Position diagnostisch bewertet.

⁶⁹ Zhi Shang Zhi Xia (直上直下) ist eine Redewendung und bedeutet soviel wie: "Immer wieder eine bestimmte Strecke auf und ab gehen."
⁷⁰ Ich denke dies sollte so interpretiert werden, dass der Puls über die gesamte Puls-Taststelle (also von der Chi bis zur Cun) weiter außen, weiter lateral, gespürt werden kann als normalerweise. Hierzu sollte man natürlich wissen, wo der Puls des Patienten sonst tastbar ist.

Respektive ist der Puls beim *Yang Wei Mai* weiter innen, also medial, spürbar als normalerweise.

[71] Die "sieben Hernien" wurden über die Jahrhunderte unterschiedlich definiert. Die älteste geht wohl auf das *Huang Di Nei Jing Su Wen* zurück. Hier sind die sieben Hernien:
- Wallende Hernie (*Chong Shan*) - Schmerzen vom Unterbauch bis Herz. *Du-Mai* assoziiert.
- Fuchs Hernie (*Hu Shan*) - Die Organe der Bauchhöhle rutschen in das Skrotum - entspricht der indirekten Leistenhernie der westl. Medizin.
- Gegenläufigkeits-Hernie (*Jue Shan*) - Durch gegenläufiges Qi verursachte kolikartige Schmerzen im Bauchraum. Geht mit Jue Yin Symptomen einher wie kalten Händen und Füßen, Schmerzen der Rippenbögen etc..
- Ansammlungs-Hernie (*Jia Shan*) - Qi Stagnation und Klumpen im Bauchraum.
- Dysurie-Hernie (*Long Shan*) - Leistenbruch mit Schmerzen der Hoden sowie Schmerzen beim Wasserlassen.
- Zusammenfallende Hernie (*Tui Shan*)
- Teure Hernie (*Gui Shan*)

[72] Dieser Absatz ist mannigfaltig zu übersetzen. Flaws übersetzt hier (目弦) als "Augen-bedingter Schwindel". Dies geht aus meinem Skript jedoch nicht hervor. 弦 ist das Zeichen für den *saitenförmigen* Puls. Dies macht hier jedoch keinen Sinn, da ja bereits ein anderer Puls definiert wurde. Jedoch bedeutet 目弦 zusammen Augenlid-Rand. Ich habe es demnach so übersetzt. Eine Rötung, Aufälligkeit oder Empfindlichkeit dieser Stellen mag auf den *Yang-Wei-Mai* hindeuten. 僵仆 bedeutet Zusammen Synkope, also plötzliche Ohnmacht. Flaws übersetzt hier einzelnd: "Steifigkeit/ oder Taubheit und Stürzen".

[73]Dies bezieht sich, denke ich, auf die Meridiane am Bein. Ist der *Yin-Qiao-Mai* betroffen, sind die Innenseiten der Beine (also die *Yin*-Meridiane) entspannt, die Außenseiten (also *Yang*-Meridiane) angespannt. Bei dem *Yang-Qiao-Mai* gilt das Gegenteil.

[74] Huang Hu (恍惚) kann Delirium bedeuten, aber auch geistige Abwesenheit, Verwirrung, Umnachtung, in Trance sein. Ich vermute, die in diesem Absatz genannten Symptome beziehen sich noch auf die vorgenannten Yang- und Yin-Qiao Meridiane.

^{75} Dieser Absatz ist, denke ich, als Zusammenfassung zu verstehen. Ändert sich etwas in den acht außerordentlichen Meridianen, so ändern sich die Pulse in den äußeren Gefäßen, also den regulären Meridianen. Und dies ist dann palpierbar.

^{76} Dieser Absatz wirkt für mich etwas Fehl am Platz. In der Übersetzung von Flaws tauchen dieser und der vorhergehende Absatz auch nicht auf. Genannte werden die zwei Akupunkturpunkte Dickdarm 5 und Lunge 7. Lunge 7 fungiert als Öffnungspunkt für den *Ren-Mai*. Dickdarm 5 weist keine offensichtliche Verbindung zu den außergewöhnlichen Gefäßen auf. Ich habe keine sinnvolle Erklärung für diesen Absatz.

^{77} Der Ausdruck (責責) bedeutet wörtl.: "Strafend, strafend" oder "Bestrafen, Bestrafen". Ich vermute, dass hiermit das scharfe Schneiden einer Klinge symbolisiert werden soll.

^{78} Wörtlich übersetzt heisst es.: Oberflächlich, Welle welche endet. Ich vermute daher, dass es sich um das Bild der Gischt auf brechenden Wellen handelt: Oberflächlich, zerstreut und zusammenbrechend.

[79] *Ming Mai* bedeutet zusammen Lebensblut, Lebensaft oder Lebenslinie. *Ming* alleine bedeutet Schicksahl oder Lebensspanne. Man kann diese Zeile also unterschiedlich interpretieren.

[80] Erschöpfung zeigt sich in Blase. Dies ist so, weil der Blasenmeridian mit dem Qi der Niere arbeitet und dieses verteilt. Ist der "Lebenssaft" insgesamt geschwächt, so werden auch schnell die Funktionen der Blase, z.B. Urin halten, den Rücken stabilisieren, den Geist unterstützen, nachlassen. Außerdem wird der Bereich der Blase, also der untere Rücken und Unterbauch kalt werden.

[81] Dies ist wieder verschieden interpretierbar. Es könnte die Form dieses Buches gemeint sein, da Cui Jia Yan's Werk an dieser Stelle endete. Oder die Form des Körpers selbst, da dieser ohne Magen Qi nicht lange fortexistieren kann. Auch zeigen die Erschöpfungspulse sehr ernste Krankheitszustände an, welche wahrscheinlich tödlich enden.

TEIL 3

DIE ZEHN AUSSERGEWÖHNLICHEN PULSE

Einleitung

Ich nehme mir an dieser Stelle die Freiheit, für die zehn sogenannten *außergewöhnlichen Pulse* noch weitere Lehrgedichte anzufügen, welche von mir selbst verfasst sind und keinerlei Verbindung zu Li Shi Zhens Werk aufweisen. Ich tue dies der Vollständigkeit halber und natürlich aus Vergnügen.

Im *Bin Hu Mai Xue* werden manche der außergewöhnlichen Pulse in Kapitel zehn des Klassischen Teils als *Wahre Pulse der erschöpften Zang-Organe* genannt.

Der Arzt Wei Yi Lin fasste diese zehn Pulse in der Yuan-Dynastie (1279 - 1368 n. Chr.) erstmals in einer Schrift zusammen.

Diese Pulse sind in der Praxis nur selten anzutreffen.

Sie alle geben Hinweise auf äußerst ernste Pathologien, die in unserer Kultur in der Regel im Krankenhaus mit westlicher Medizin behandelt werden.

Die Informationen, welche zur Entstehung der Gedichte beitrugen, stammen vor allem aus dem *Renyuan Maiying Guizhi Tushuo* von Wang Shu He und dem Buch *Chinesische Pulsdiagnostik* von Yuan He Ping.

Ich muss an dieser Stelle noch betonen, dass sich die unterschiedlichen Quellen in Beschreibung und klinischer Bedeutung der Pulse nicht immer einig sind.

Natürlich gibt es auch noch unzählige andere mögliche Quellen.
Ich stelle daher keinen Anspruch auf Vollständigkeit der Informationen.

1. QUE ZHUO MAI - DER PICKENDE PULS

雀啄脉

Wie ein Sperling seine Nahrung pickt,
erscheint der *pickende* Puls,
schnell und drängend,
dann wieder stoppend,
ohne Ordnung, er ist.

Schwere Belastung des Herzens,
er zeigt, organisch,
schwer zu behandeln.

2. WU LOU MAI - DER PULS DES UNDICHTEN DACHES

屋漏脉

Langsam und schwer,
nur selten ein Schlag,
kein Rhythmus liegt ihm
zu Grunde.
Wie Wasser, welches
durchs undichte Dach,
nur schwerlich
zu Boden findet.

Milz und Magen sind schwer erschöpft,
das Herz nur schwer und schleppend klopft.

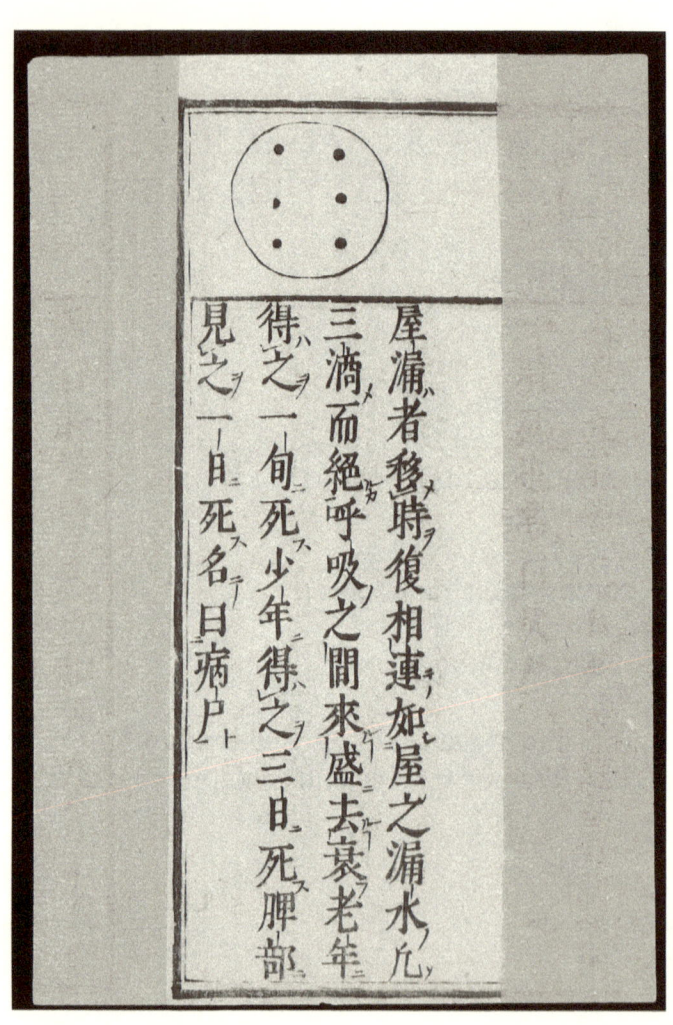

屋漏者發時復相連如屋之漏水凡
三滴而絶呼吸之間來盛去衰老年
得之一旬死少年得之三日死脾部
見之一日死名曰病戸と

Wu Lou Mai [1]

331

3. TAN SHI MAI - DER GESCHNIPPSTE KIESEL-PULS

弹石脉

Wie mit den Fingern
gegen den Kiesel
geschnippst, kommt
dieser Puls.
Gefühlt in der Tiefe,
unten versunken,
hart doch schwach,
trifft er uns.

Schwach sind die Nieren,
das Yang bäumt sich auf,
nur kurz,
dann bricht es zusammen.

4. FU FEI MAI - DER PULS DES BRODELNDEN KESSELS

釜沸脉

Wie sprudelndes,
kochendes Wasser,
begrüßt dieser Puls
die Finger.
Oberflächlich, schnell,
nicht greifbar,
brodelt es
immer weiter.

Das Herz-Qi,
Oh, es ist so schwach,
kann nicht regulieren
des Herzens Schlag.

5. XIA YOU MAI - DER PULS DER SCHWIMMENDEN GARNELE

虾游脉

Wie eine Garnele
durchs Wasser schnellt,
erscheint uns dieser Puls,
Mal fühlt man glitschige,
schnelle Schläge,
und dann wieder
fühlt man nichts.

Yin und Yang sind hier getrennt,
gehen nicht mehr zusammen,
Die Syphilis greift an das Herz,
Das Herz selbst schwach und krank.

6. JIE SUO MAI - DER PULS
DES GELÖSTEN SEILS

解索脉

Der *Puls des gelösten Seils,*
auch *schleppender Körper-Puls,*
kommt selten nur, nicht rhytmisch,
geht träge wieder ab.

Nur ein Mal pro Atemzug,
schleppt sich der Puls dahin,
wie die Ranken einer Pflanze,
langsam und kriechend.

Beim Patienten diesen Puls gefühlt,
hat dieser noch drei Tage,
an der Nieren-Position jedoch,
nur einer ihm noch bleibt.

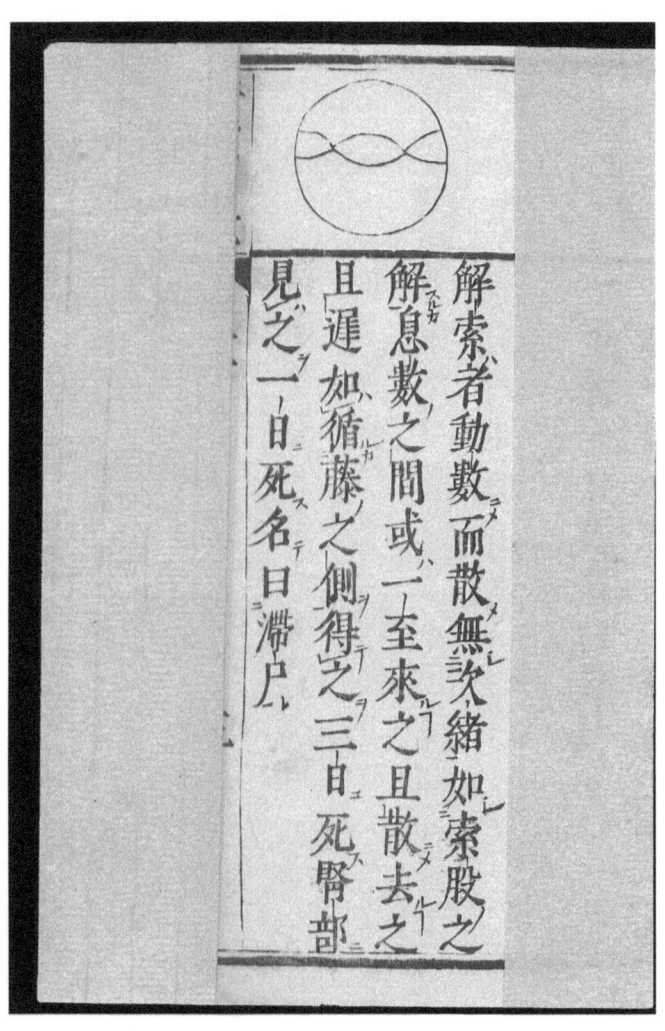

解索者動數而散無㳂緒如索股之

解息數之間或一至來之且散去之

且暹如循藤之側得之三日死臀部

見之一日死名曰滯戸

Jie Suo Mai [1]

7. YU XIANG MAI - DER PULS DES SCHWEBENDEN FISCHES

渔翔脉

(auch: getrennter Körper - Puls)

Wie ein Fisch im Wasser,
auf einer Stelle schwebt,
ruhig, in Stille stehend,
der Schwanz sich nur bewegt.

Selten, er schlägt,
nur ein mal pro Atem,
unruhig, wenn er denn kommt,
Das Yin ist erschöpft,
kommt jetzt noch die Kälte,
das Leben, es geht zu End.

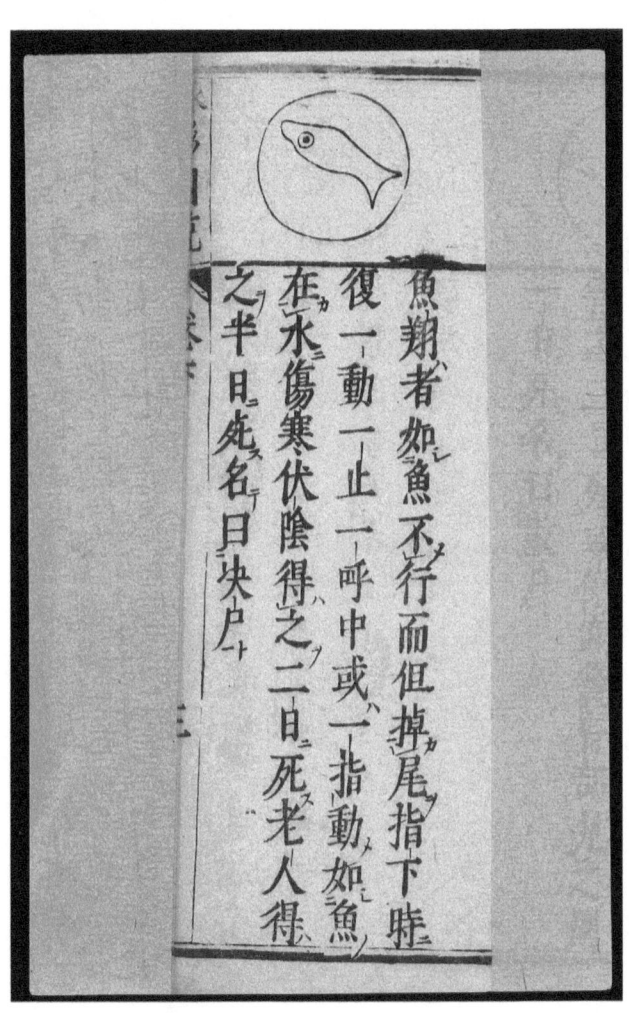

魚翔者如魚不行而但掉尾指下睴
復一動一止一呼中或一指動如魚
在水傷寒伏陰得之二日死老人得
之半日死名曰央户卜

Yu Xiang Mai [1]

8. YAN DAO MAI - DER SICHELFÖRMIGE PULS

偃刀脉

Straff und schmal,
wie die gebogene Sichel,
unter den Fingern,
des Sichels Schneide,
so kommt dieser Puls daher.

Eilige kommt er,
hastig geht er,
zwei mal
pro Atemzug.

Das Yin ist erschöpft, das Yang ist in Fülle.
Ist krank unsere Lunge, so bleibt noch ein Tag.

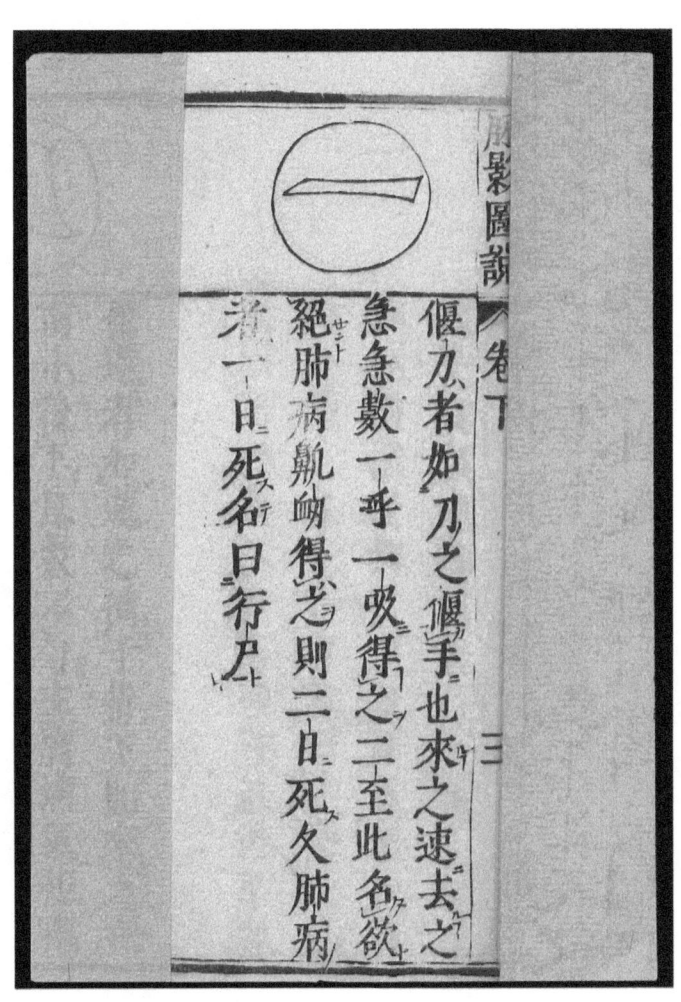

偃刀者如刀之偃手也來之速去之
急急數一呼一吸得之二至此名欲
絕肺病虯岫得之則二日死久肺病
煮一日死名曰行尸

Yan Dao Mai [1]

9. ZHUAN DOU MAI - DER DURCHEINANDER-ROLLENDE ERBSEN - PULS

转豆脉

Dieser Puls ist schwer zu fühlen,
durcheinander rollende Erbsen,
unter den Fingern, totales Chaos,
die Form, kaum zu erfassen.

Die Fu-Organe schwach und leer,
das Wei liegt ebenso nieder.

10. MA CU MAI -
DER WILDE SESAM - PULS

麻促脉

Dieser Puls ist so durcheinander,
wie wilde Sesamkörner,
die ohne eine Ordnung,
unter den Fingern wirbeln.

Das Qi, es regiert das Blut nicht mehr,
das Blut selbst, erschöpft und leer.

ANMERKUNGEN ZU DEN ZEHN AUSSERGEWÖHNLICHEN PULSEN

[1] Die Bilder, die einigen der Pulsen beigefügt sind, stammen aus dem *Renyuan Maiying Guizhi Tushuo*, welches *Wang Shu He* aus der westlichen *Jin* Dynastie (265-316 n. Ch.) zugeschrieben wird. Später wurde das Werk von *Shen Ji Fen* in der *Ming* Dynastie editiert und weiter verbreitet. Die Bilder stammen aus einem Exemplar des Buches aus Japan, was seine große Verbreitung unterstreicht. Der zu lesende Text beschreibt den jeweiligen Puls und seine klinische Bedeutung.

Die Fotografien stammen von wellcomecollection.org.

**Der Autor
und Übersetzer**

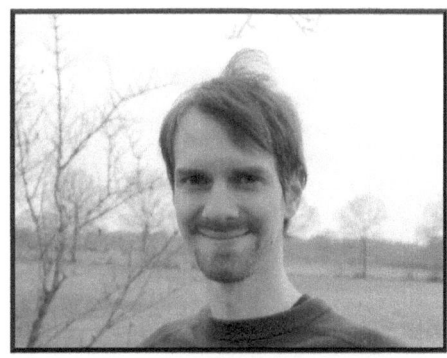

Helge Winckler ist Heilpraktiker für Klassische Chinesische Medizin und Körpertherapie mit Praxissitz in Hamburg und Schleswig-Holstein. Seit 2017 bildet er in Akupunktur und Chinesischer Arzneimittellehre aus.

Der Zeichner

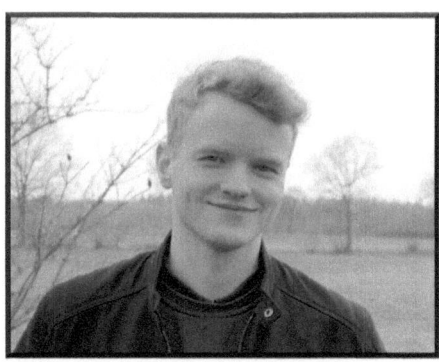

Lucas Stasiński ist Heizungsbaumeister in dritter Familiengeneration. Seit früher Kindheit zeichnet er mit Begabung und Gefühl. Seine Freundschaft mit Helge brachte ihn dankenswerter Weise zu diesem Projekt.

www.ingramcontent.com/pod-product-compliance
Lightning Source LLC
Chambersburg PA
CBHW050434290526
45786CB00006B/2027